VALEUR

DE LA NÉPHRECTOMIE

POUR

TUBERCULOSE UNILATÉRALE

PAR

Le Dr J.-Z. BARRIÉ

Ex-Interne de l'Hôpital Saint-Joseph.

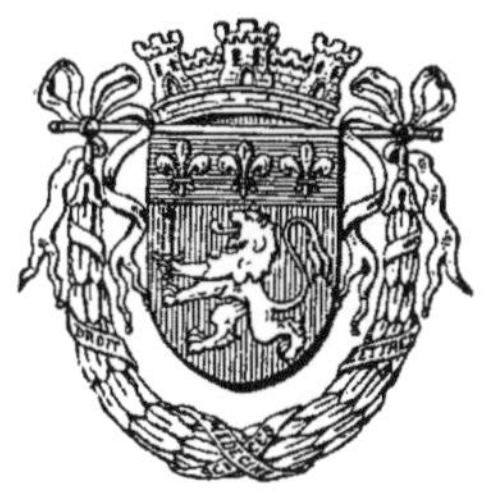

LYON

A. REY, IMPRIMEUR-ÉDITEUR DE L'UNIVERSITÉ

4, RUE GENTIL, 4

—

1912

VALEUR DE LA NÉPHRECTOMIE

POUR

TUBERCULOSE UNILATÉRALE

VALEUR DE LA NÉPHRECTOMIE

POUR

TUBERCULOSE UNILATÉRALE

PAR

Le Dr Jean BARRIÉ

Ex-Interne de l'Hôpital Saint-Joseph.

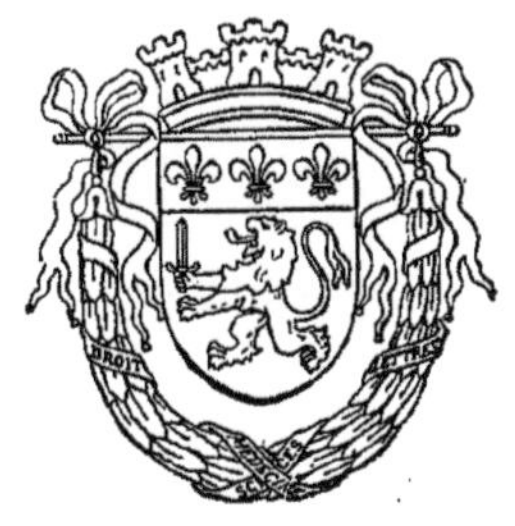

LYON

A. REY, IMPRIMEUR-ÉDITEUR DE L'UNIVERSITÉ

4, RUE GENTIL, 4

1912

A LA MÉMOIRE DE MON PÈRE

A MA MÈRE

Hommage de notre filiale reconnaissance.

A MA FAMILLE

A MES AMIS

Nous sommes heureux, en terminant nos études, d'adresser nos plus sincères remerciements aux Maîtres de la Faculté et des hôpitaux qui lés ont dirigées.

Nous remercions plus particulièrement ceux qui, durant notre externat et notre internat à l'hôpital Saint-Joseph, ont contribué à la formation de notre éducation clinique.

C'est à l'école du Dr Goullioud, chirurgien en chef, que nous avons appris la pathologie viscérale et la gynécologie ; qu'il veuille bien agréer ici nos remerciements pour les bonnes leçons qu'il nous donna, comme pour les services qu'il nous rendit toujours avec la plus grande affabilité.

Aux Drs Chabalier, médecin en chef, et Thévenet, médecin de l'hôpital Saint-Joseph, nous devons nos connaissances de médecine générale et de thérapeutique. Nous garderons de ces matinées intimes d'hôpital le meilleur souvenir.

C'est au Dr Rafin, chirurgien de l'hôpital Saint-Joseph, que nous devons l'idée de ce travail, et les documents qui ont servi à l'établir. Il a été pour nous *en toute circonstance plus qu'un maître, et nous sommes heureux de déclarer aujourd'hui que nous devons à sa bienveillance d'avoir pu mener à bien nos études. Nous l'en remercions vivement.*

M. le Dr Faÿsse, chef de laboratoire, nous a toujours témoigné une grande bienveillance : qu'il veuille bien agréer l'expression de notre gratitude.

Nous prions M. le professeur G. Roque, qui nous a fait l'honneur d'accepter la présidence de cette thèse, de vouloir bien agréer notre respectueuse reconnaissance.

VALEUR DE LA NÉPHRECTOMIE

POUR

TUBERCULOSE UNILATÉRALE

INTRODUCTION

Depuis les dernières années du xixe siècle, mais surtout à partir de l'année 1900, c'est-à-dire depuis que l'emploi du cathétérisme urétéral s'est peu à peu généralisé, la thérapeutique chirurgicale de la tuberculose rénale a été de plus en plus employée. Jusquelà, elle restait hésitante, comme l'était souvent le diagnostic de l'affection et de sa localisation.

Encouragés par la précision du diagnostic, par l'amélioration des statistiques opératoires et par de brillants succès immédiats, les urologues se sont vivement et rapidement emparés de ce champ d'action.

Actuellement, les statistiques atteignent des chiffres importants et chacun compte dans sa pratique des sujets opérés depuis plusieurs années. Le moment semble donc venu de se rendre compte du résultat obtenu.

Cette préoccupation est actuellement dominante. C'est ainsi que la question a été traitée au *XVIe Con-*

grès *International de Médecine*, dans un rapport de Pousson. En septembre 1911, au *IIIe Congrès de l'Association allemande d'Urologie*, elle a fait l'objet des rapports d'Israël et de Wildbolz.

Récemment, au Congrès de Rome *(VIIe Congrès contre la tuberculose*, avril 1912), Legueu et Chevassu ont présenté un rapport sur la tuberculose et la néphrectomie.

En octobre 1912, elle a été exposée avec une singulière clarté dans le rapport magistral de Léon Bernard et Heitz-Boyer à la *XVIe Session de l'Association française d'Urologie*, et a été l'objet d'une discussion à laquelle de nombreux orateurs ont pris part [1].

Notre maître, M. Rafin, n'a pas attendu ces documents officiels pour se préoccuper des résultats éloignés de la néphrectomie pour tuberculose.

Depuis le début de ses recherches sur cette affection, en 1902, il n'a cessé d'accumuler des documents. Ceux-ci ont déjà fait l'objet des thèses de nos prédécesseurs, le Dr Maurice Reynaud, *Contribution à l'étude de la tuberculose rénale et de son traitement par la néphrectomie* (thèse de Lyon, 1906) et du Dr Edouard Pagès, *la Néphrectomie primitive dans la tuberculose rénale* (thèse de Lyon, 1909).

La première rapporte en détail et étudie les 45 premières observations de tuberculose rénale opérée par M. Rafin. La deuxième en contient 92, dont 47 nouvelles. La caractéristique de ce travail, c'est que Pagès reprend et complète les observations

---

[1] Notre thèse était écrite quand a eu lieu le Congrès. Nous avons seulement ajouté quelques lignes pour le mentionner.

de la thèse de Reynaud, en y ajoutant les suites éloignées. Ces observations sont donc mises à jour.

« Nous pouvons ainsi, dit Pagès, commencer l'étude des résultats éloignés : c'est là un point dont l'importance ne saurait échapper, car il faut bien le dire, on ne sera fixé sur la valeur de la néphrectomie que lorsque auront été publiées d'importantes statistiques de malades longtemps suivis. »

La même année 1909, au *XIIIe Congrès de l'Association internationale d'urologie*, M. Rafin publie, dans un travail intitulé *l'Avenir des néphrectomisés*, l'état actuel de 101 opérés.

Depuis lors, tout en continuant à observer et à opérer de nouveaux cas de tuberculose rénale, M. Rafin n'a pas perdu un instant de vue ses anciens opérés. Si bien que nous avons trouvé dans ses cahiers les observations de 165 malades opérés par néphrectomie primitive pour tuberculose rénale, observations complètes avec l'état actuel des opérés.

Sur son conseil, nous avons entrepris d'étudier à nouveau cette question ; mais, vu la quantité énorme de documents ainsi mis à notre disposition, il a paru bon à notre maître et à nous-même de limiter nos recherches. C'est pour cela que nous nous sommes borné à l'étude des résultats de la néphrectomie pour tuberculose rénale *unilatérale*.

Une première question se pose : comment apprécierons-nous l'unilatéralité des lésions rénales ?

Avant l'intervention, en dehors des données trompeuses ou incertaines de la clinique, il faut s'adresser à l'exploration instrumentale des reins, par la séparation des urines, soit par la méthode endovésicale qui ne peut qu'exceptionnellement, dans l'affection qui nous occupe, donner des résultats précis, soit par le cathétérisme urétéral du rein supposé sain, méthode de choix.

Des reproches ont été adressés à cette dernière méthode. Qu'ils soient justifiés ou non, leur discussion n'est pas l'objet de cette étude ; elle sera donc laissée de côté et il nous suffira de retenir que, de l'avis de tous, c'est le procédé le plus précis.

Mais si le cathétérisme urétéral complété par l'examen chimique, cytologique et bactériologique de l'urine ainsi recueillie, est la méthode la plus rigoureuse, il ne s'ensuit pas qu'elle soit à l'abri de toute défaillance. C'est pourquoi, désirant étudier les résultats de la néphrectomie dans la tuberculose rénale unilatérale, il nous paraît indispensable, afin de n'utiliser que des éléments absolument précis, d'exiger que ce diagnostic préopératoire de l'unilatéralité soit confirmé après l'opération.

Si un sujet néphrectomisé voit, après l'opération, son urine s'éclaircir, si le pus disparaît et si, surtout, l'inoculation répétée de l'urine, par son résultat négatif, permet de conclure à l'absence de bacilles, l'unilatéralité de la lésion pour laquelle on est intervenu sera bien démontrée, et cette observation sera utilisée par nous.

Mais ici encore, l'inoculation n'est pas à l'abri de toute erreur. Soit qu'elle ait été pratiquée avec le culot d'une urine en trop petite quantité, soit que, les bacilles étant peu nombreux et à décharges intermittentes, il s'agisse d'une absence momentanée, dans l'échantillon utilisé, il se peut que l'inoculation de l'urine de notre opéré soit tantôt positive, tantôt négative.

Nous aurons donc à exercer une sélection, pour ne conserver que les observations où la constance des résultats négatifs met hors de doute l'unilatéralité de la lésion.

De cette façon, notre choix sera, semble-t-il, à l'abri de tout reproche.

Il y a un inconvénient à cette méthode, c'est que nous serons ainsi amené à rejeter un grand nombre d'observations où, malgré de très sérieuses présomptions cliniques en faveur de l'unilatéralité de la lésion et de l'intégrité du rein restant, la présence des bacilles dans l'urine est entretenue par les lésions non cicatrisées de l'uretère, de la vessie, ou par les produits d'une tuberculose génitale. C'est pourquoi, à part cette première catégorie de faits, choisis avec la plus grande rigueur possible, nous laisserons de côté une autre classe de faits moins solidement assis et qui formeront comme une pierre d'attente pour les études de nos successeurs.

Ces préliminaires étant posés, il nous a semblé que le meilleur moyen pour apprécier la valeur du traitement chirurgical de la tuberculose rénale unilatérale était de se demander d'abord, dans une première partie, ce que devient la tuberculose rénale non opérée, c'est-à-dire livrée au traitement médical général ou au traitement spécifique?

Et comme, parmi les avantages dont le tuberculeux rénal peut être redevable à la néphrectomie, se place, en première ligne peut-être, la prolongation de la vie, nous nous demanderons dans un premier chapitre, d'après la statistique de notre maître et celles que nous avons pu consulter, quelle est la durée de l'évolution de la tuberculose rénale non opérée? Nous y joindrons quelques considérations sur la vie de ces malades et la façon dont ils meurent.

En second lieu, nous étudierons à la lumière des faits jusqu'ici publiés la question de la guérison spontanée de la tuberculose rénale et ses diverses formes.

Enfin, dans un troisième chapitre, nous nous demanderons si la tuberculose d'un rein constitue un danger pour son congénère? Cette question, on le conçoit, offre un grand intérêt, au point de vue qui nous occupe. Car si elle est résolue affirmativement, elle constitue un argument péremptoire, même à défaut de tout autre, en faveur de la néphrectomie pour tuberculose.

Comme second terme de comparaison, dans une deuxième partie, nous nous appliquerons à étudier les résultats prochains et éloignés de la néphrectomie pour tuberculose unilatérale.

Nous opposerons les bienfaits que les malades tirent de l'ablation d'un foyer de tuberculose aux méfaits dus à la persistance de ce même foyer, et nous pourrons, presque mathématiquement, tirer nos conclusions.

PREMIÈRE PARTIE

QUE DEVIENT LA TUBERCULOSE RÉNALE NON OPÉRÉE ?

CHAPITRE PREMIER

DURÉE DE L'ÉVOLUTION DE LA TUBERCULOSE RÉNALE

D'après Tuffier (*Traité de Chirurgie, Duplay et Reclus*, t. VII, p. 573), « l'évolution de la tuberculose rénale peut se faire rapidement dans l'espace d'une année. Elle peut entraîner la mort par généralisation, mais elle persiste fréquemment pendant un ou deux ans et au delà ».

Albarran (*Traité de Chirurgie, Delbet, Le Dentu*), à part quelques cas exceptionnels et notamment le cas de Kransoboyen qui dura quatorze ans, assigne comme durée de la tuberculose rénale un à trois ans après le début des symptômes.

La durée de la tuberculose rénale, dit Pousson (*Précis des maladies des voies urinaires*, p. 1005), se chiffre par six mois, un ou deux ans et plus.

Pour Desnos et Minet *(Traité des maladies des voies urinaires*, p. 908), la durée moyenne d'une tuberculose rénale confirmée est d'un à trois ans. Ces auteurs ont cependant suivi des malades pendant plusieurs années : l'un d'eux est en observation depuis six ans et commence seulement à présenter des signes de cachexie. « Ces cas n'étonneront plus quand les moyens de diagnostic précoce se seront multipliés. »

Legueu *(Traité chir. d'Urologie)* ne donne pas de chiffre précis.

Telles sont les opinions des classiques français sur la durée de l'évolution de la tuberculose non opérée.

On conçoit combien cette question est importante à connaître quand on veut apprécier la valeur de la néphrectomie appliquée au traitement de cette affection. Cette connaissance est, en outre, directement nécessaire si l'on veut être fixé sur les avantages de la néphrectomie hâtive, c'est-à-dire de l'ablation du rein avant que l'affection n'ait produit de bien graves désordres dans l'organe atteint, ou n'ait déjà retenti d'une façon fâcheuse sur le reste de l'organisme. Pour faire prévaloir la néphrectomie précoce, il faudra donc établir que cette intervention, ainsi pratiquée, influe nettement sur la longévité de nos malades.

L'étude de l'évolution spontanée de la tuberculose rénale constitue donc, à vrai dire, l'introduction à l'étude du traitement chirurgical de cette affection.

Les documents précis et basés sur une série d'observations nombreuses sont rares et de date récente. Pour être complètes, les statistiques devraient nous renseigner non seulement sur la durée de l'évolution de la tuberculose rénale, mais sur les conditions qui modifient cette durée; et elles sont nombreuses : l'âge, le sexe, l'uni- ou la bilatéralité, la coexistence de lésions pulmonaires, génitales ou osseuses, les infections secondaires, la fièvre, etc. Or, il faut bien le dire, aucune des statistiques que nous avons pu trouver, pas plus que celle de M. Rafin, n'est absolument complète et n'étudie la durée de l'évolution à chacun de ces points de vue.

La question de l'uni- ou bilatéralité est, en particulier, assez négligée, et il ne faut pas en chercher les raisons ailleurs que dans les difficultés considérables qu'on éprouve à délimiter les cas bilatéraux des cas unilatéraux. Certes, avec le cathétérisme urétéral, il semble que le diagnostic soit arrivé à un degré de précision qu'il ne dépassera pas. Et cependant que de causes d'erreur encore! Qui nous dit qu'un rein, aujourd'hui indemne de tuberculose, ou en apparence tel, ne sera pas tuberculeux demain? D'autre part, les tuberculoses rénales soumises à l'examen des urologues et diagnostiquées bilatérales, ont-elles été bilatérales d'emblée, ou, comme il est plus probable, y a-t-il eu un ordre de succession dans l'apparition des tuberculoses des deux reins? Tout autant de questions qu'on n'est pas près de résoudre.

Il est enfin une autre considération qui a sa valeur : Quels sont les malades que l'on n'opère pas? En premier lieu, et combien peu nombreux, ceux que l'on voudrait opérer et qui refusent l'intervention; en second lieu, ceux chez qui on la croit contre-indiquée, du fait de la bilatéralité elle-même, du fait d'une lésion non tuberculeuse de l'autre rein, du fait encore du mauvais état général, de la fièvre, de localisations tuberculeuses pulmonaires ou autres.

Il est, par conséquent, évident que les malades soumis à l'opération sont, par la force même des choses et surtout par le fait de la néphrectomie précoce, ceux qui présentent les meilleures conditions, non seulement pour être opérés, mais encore pour vivre longtemps s'ils n'étaient pas opérés.

Aussi, reconnaîtrons-nous, avec bonne foi, que le tableau que nous allons tracer de la tuberculose rénale non opérée sera forcément un peu assombri. Mais il nous a semblé cependant, qu'il valait mieux, cette réserve faite, ne pas nous livrer à une distinction qui ne saurait avoir qu'une base superficielle et sans valeur, et que, de cette façon, le tableau de la tuberculose rénale évoluant spontanément serait, malgré tout, plus fidèlement tracé et plus conforme aux réalités complexes de la clinique journalière.

Voici d'abord les statistiques de Blum, Rochet, Casper, Kornfeld, Ekehorn et Wildbolz.

Blum *(Die med. und die chir. Behandlung der N. tub. Zeits. für Urol.*, 1909, p. 238 et suiv.) a publié ses observations, de la clinique de von Frisch, de tuberculose rénale non opérée. Parmi elles, 23 seulement sont utilisables pour la question qui nous occupe et nous donnent les résultats suivants :

	Cas unilatéraux	Cas bilatéraux
Durée de 6 mois à 1 an . .	3	2
— 1 an à 2 ans. .	1	6
— 2 ans à 3 ans .	2	5
— 3 ans à 4 ans .	1	1
10 ans	0	1
19 ans	0	1

L'intérêt de cette division, que Blum ne fait pas lui-même, est moindre qu'on ne le pourrait croire, car nulle part il n'est dit si les lésions furent bilatérales d'emblée, ou si le deuxième rein fut envahi au cours de la maladie, ou même vers la fin comme cela est fréquent.

Rochet (*Congrès d'Urol.*, 1910, p. 448 : Quelques observations longtemps suivies de tuberculeux rénaux non opérés) rapporte deux observations de tuberculose rénale unilatérale non opérée datant de six ans, ces deux malades restant en bon état (l'une d'elles a eu une grossesse qui a évolué sans incidents), et 7 cas de tuberculose rénale bilatérale non opérée, datant : un de 10 ans, un de 8 ans, et les autres de 6 à 7 ans, ces sujets conservant une santé parfaite.

Casper, cité par Wildbolz (rapport au *III*e *Cong. all. d'Urol.*, sept. 1911), étudiant la durée de l'évolution de la tuberculose rénale, divise ses malades non opérés en deux catégories : ceux qui n'étaient pas en état d'être opérés et ceux qui refusèrent la néphrectomie. Les premiers moururent dans le cours de peu d'années. Pour les seconds, au nombre de 38 cas opérables, il est dit que 10 moururent dans les 3 premières année ; chez 3 l'affection resta silencieuse pendant 4, 5 et 8 ans ; chez les autres, les troubles morbides ne s'atténuèrent pas.

Kornfeld, d'après Wildbolz *(ibid.)*, oppose à la statistique de Blum les résultats de son enquête. Il a des renseignements sur 104 malades survivants observés par lui et par d'autres médecins : chez 5, la survie atteint déjà 23, 20, 18, 7 et 6 ans, sans guérison réelle, mais avec un état silencieux de la maladie et un bon état général. Cet auteur ne donne pas de renseignements sur ceux qui sont morts, et se contente de dire que leur nombre est aussi considérable et même plus que celui des survivants.

Ekehorn compte 29 tuberculeux rénaux. Au moment où il écrit, 15 sont morts, 6 ont été opérés, et 8 vivent sans opération.

Chez ces 8, la durée moyenne de la survie est de 5 à 10 ans.

Il y a, pour ces 8, 4 guérisons apparentes, ayant trait à des malades âgés de 5, 11, 17 et 19 ans.

Pour 2 des 4 guérisons apparentes, pas d'examen de l'urine, pour les 2 autres, l'urine est limpide, mais contient un peu d'albumine dans un cas, beaucoup dans l'autre.

Les symptômes objectifs ont disparu, et pour 2 d'entre eux le cystoscope a montré un bon fonctionnement des deux reins, et on n'a pas trouvé de bacilles dans l'urine.

Pour les 4 autres, la tuberculose évolue; l'état général n'est pas mauvais : l'un d'eux a même engraissé de 11 kilogrammes.

Wildbolz, à l'occasion de son rapport au *Congrès Allemand d'Urologie*, a adressé un questionnaire aux médecins suisses et a recueilli ainsi 316 observations de tuberculose rénale non opérée. Il ne distingue pas les tuberculoses unilatérales et les bilatérales, et sans doute y a-t-il aussi quelques cas de tuberculose génito-urinaire, non rénale.

Parmi les cas où la tuberculose urinaire existe concurremment avec la tuberculose pulmonaire, l'auteur ne retient que ceux où la tuberculose urinaire est au premier plan, et la maladie primitive. Enfin, tous ces cas ont été observés au moins pendant deux ans.

Sur ces 316, 218 étaient morts au moment de l'enquête, c'est-à-dire 68,9 p. 100.

Parmi ceux-ci, 99, soit 31,3 p. 100 avaient succombé dans le cours des deux premières années de la maladie.

86, soit 27,2 p. 100, avaient vécu de 3 à 5 ans après le début.

20, soit 6,3 p. 100, de 6 à 10 ans.

Pour 8, soit 2,5 p. 100, l'issue fatale se fit plus longtemps attendre. A savoir :

Pour 1 elle survint après 14 ans.
  — 4   —   15 —
  — 1   —   20 —
  — 1   —   25 —
  — 1   —   30 —

Pour 5, la durée de la maladie resta inconnue.

Des 316 malades observés, 98, soit 31,1 p. 100 seulement, étaient vivants au moment de l'enquête ; pour :

21 soit 6,6 o/o la maladie durait déjà depuis 1 à 2 ans.
38 — 12 — — — 3 à 5 —
18 — 5,6 — — — 6 à 10 —
12 — 3,7 — — — plus de 10 —
3 les renseignements firent défaut.

Hottinger a communiqué à Wildbolz une statistique de 127 cas de tuberculose rénale non opérée, et qui ont tous été examinés dans les douze dernières années. Sur ce nombre, il a pu avoir des nouvelles pour 63 seulement.

De ces 63, 48, soit 76 p. 100, sont morts ; tous sont morts de tuberculose. Le minimum de la durée de la maladie fut de 1 an et demi. Parmi les autres, il y en eut qui vécurent plus de 20 ans.

Les 15 survivants sont tous malades de leur tuberculose, à l'exception d'un seul qui bénéficie de l'exclusion spontanée de son rein tuberculeux.

La statistique personnelle de Wildbolz, quoique s'étendant à un nombre plus restreint de malades, tire une valeur plus grande du fait qu'il examine ses malades, suivant son expression, en spécialiste.

Il a examiné, au cours de ces dix dernières années, 70 malades non opérés. Il a pu retrouver les traces de 64 d'entre eux.

Sur ce nombre, 34, soit 53,1 p. 100, sont morts :

11 soit 17,2 o/o dans les 2 premières années de la maladie.
17 — 26,5 — de la 3e à la 5e année.
6 — 9,4 — de la 5e à la 9e année.

Parmi les survivants au nombre de 30, soit 46,9 p. 100 :

    3 soit 4,4 o/o sont malades depuis 1 à   2 ans.
    8 — 12,5 —   —   2 à 5 —
   12 — 18,7 —   —   5 à 10 —
    7 — 10,9 —   —   plus de 10 —

Jusqu'ici, Wildbolz est le seul qui ait donné une statistique sérieuse permettant d'étudier l'évolution, suivant que l'affection est uni- ou bilatérale.

De ces 64 malades, 6 ne furent pas examinés à ce point de vue. Des 58 qui restent, 29 étaient bilatéraux, et 29 unilatéraux.

Sur les 29 atteints de lésions bilatérales :

    7 soit 24 o/o sont vivants.
   22 — 76 — sont morts.

Sur les 29 unilatéraux :

   19 soit 65,5 o/o sont encore vivants.
   10 — 34,5 — sont morts.

Avec le traitement conservateur, conclut Wildbolz, la tuberculose rénale conduit le plus grand nombre des malades à la mort dans le délai de 5 ans.

15 et au plus 20 p. 100 résistent de 5 à 10 ans et exceptionnellement plus longtemps.

Dans le cas de lésions bilatérales, la maladie est particulièrement rapide et funeste.

Depuis qu'il s'occupe de la question, M. Rafin a un nombre considérable de cas de tuberculose rénale qu'il n'a pas opérés.

Il s'est préoccupé récemment de les retrouver. Pour 188 d'entre eux, il a pu avoir des renseignements plus ou moins précis, il est vrai, car il a fallu se contenter souvent du témoignage d'un membre de la famille ou d'un médecin qui avait perdu de vue le malade depuis déjà longtemps.

Pour tous ces malades, le diagnostic de tuberculose urinaire a été établi par l'inoculation positive au cobaye. Il est donc hors de doute pour tous les sujets du sexe féminin. Pour un très petit nombre d'hommes qui étaient porteurs en même temps de lésions génitales et qui n'ont pas été soumis au cathétérisme urétéral, la localisation au rein pourrait être discutée, mais c'est l'infime exception.

Quant au début de la maladie, il est compté d'après le premier symptôme signalé par le sujet et l'on sait que c'est généralement la vessie qui attire en premier lieu l'attention[1].

Or, il est évident que, lorsque la tuberculose rénale envahit la vessie, elle existe déjà depuis quelque temps dans le rein, et l'on ne peut déterminer le laps de temps, sans doute variable avec chaque cas, pendant lequel la tuberculose évolue silencieusement dans le rein avant d'envahir la vessie. Il s'ensuit que le début apparent de la maladie est postérieur au début réel.

La difficulté n'est pas moindre quand le début clinique est marqué par un autre symptôme, tel que : douleur rénale, hématurie, etc.

---

[1] Rafin, Mode de début de la tuberculose rénale *(Journal d'Urologie,* juin 1912).

Il est enfin à peine besoin de dire que les malades commettent souvent des erreurs matérielles de date, dans leur récit. De sorte que ce travail ne saurait, pour ces multiples raisons, prétendre à une rigueur absolue. Pour apprécier plus rigoureusement l'évolution de la tuberculose rénale, il faut attendre que les urologues aient pu recueillir eux-mêmes des observations plus complètes et plus précises.

Nous avons réuni dans un tableau, pour ne pas publier tout au long les observations dont la série aurait pu paraître fastidieuse, tous les renseignements susceptibles de nous intéresser dans la question qui nous occupe : l'âge, l'uni- ou bilatéralité quand elle était connue, les procédés d'examen, la date et la nature du premier symptôme ; puis, pour les survivants, l'état actuel, avec la durée actuelle de la maladie ; pour les morts, la date et la cause de la mort avec la durée totale de l'affection.

Dans une dernière colonne, sur les conseils de notre maître, nous avons consigné l'origine des renseignements obtenus.

N°	Nom	Age	Uni ou bilat.	Procédé d'examen	Date du premier symptôme	Nature du premier symptôme	ÉTAT ACTUEL	Durée actuelle	Origine des renseignements
							HOMMES VIVANTS		
1	A.	31	»	O.	Juillet 1909.	Douleur rénale.	Gras. — Etat général parfait, pyurie, caillots.	2 ans et 9 mois.	Dr Gimbert.
2	B.	33	B[1].	C.	Mai 1903.	Vessie.	Etat général assez bon. — Envies fréquentes.	9 ans.	Dr Ruyssen.
3	B.	44	»	O.	Mai 1910.	Rein.	Vivant.	2 ans et 3 mois.	»
4	B.	»	»	O.	»	»	Vivant.	»	»
5	B.	55	B.	C.	Déc. 1907.	Vessie.	Vivant en avril 1912.	4 ans et 5 mois.	Lui-même.
6	B.	39	B.	C.	Nov. 1908.	Rein.	Vivant.	3 ans et 6 mois.	»
7	B.	43	»	»	Nov. 1911.	Vessie.	Vivant.	7 mois.	Dr Arribaut.
8	B.	42	B.	C.	Sept. 1907.	Vessie.	Vivant en avril 19 2.	4 ans et 9 mois.	Dr Francoz.
9	B[2].	47	»	O.	Janv. 1900.	Vessie.	Vivant.	12 ans et 3 m.	»
10	B.	39	»	O.	Août 1903.	Hématurie.	Etat général bon, mictions très fréquentes non douloureuses.	8 ans et 11 m.	Dr Boudet.
11	B.	30	»	O.	Avril 1904.	Vessie.	Vivant en mai 1906.	2 ans.	»
12	C.	57	B.	C.	Avril 1906.	Vessie.	Troubles vésicaux et pyurie persistent.	6 ans.	Dr Mollard.
13	C.	25	B.	C.	Mars 1909.	Vessie.	Etat stationnaire.	3 ans.	Lui-même.
14	C.	54	B.	C.	Août 1904.	»	Cystite persiste.	7 ans et 8 mois.	Dr Gonnet.
15	D.	36	B.	C.	Mars 1910.	Rein.	Vivant.	2 ans et 1 mois.	»
16	D.	34	»	O.	Fév. 1911.	Vessie.	Va bien.	1 an et 1 mois.	»
17	D.	38	»	O.	Mars 1911.	Vessie.	Va bien.	1 an.	Dr Vallin.
18	E.	35	U.	C.	Juillet 1907.	Vessie.	Etat stationnaire.	4 ans et 9 mois.	Lui-même.
19	F.	62	»	O.	Mars 1911.	Vessie.	Vivant.	1 an.	Dr Dusserre.
20	F.	47	»	C.	Mars 1911.	Hématurie.	Vivant	1 an.	Dr Eyraud.
21	F.	67	»	O.	Juin 1911.	Vessie.	Très satisfait.	2 ans et 10 m.	Dr Bonnier.
22	G.	72	»	O.	Nov. 1909.	Vessie.	Etat reste bon.	2 ans et 5 mois.	»
23	G.	40	»	C.	Oct 1911.	Hématurie.	Vivant.	9 mois.	»
24	G.	24	»	O.	Août 1907.	Rein.	Vivant.	5 ans.	»
25	G.	20	»	O.	Août 1903.	»	Vivant.	9 ans au moins.	»
26	G.	»	»	O.	Janv. 1911.	Rein.	Etat général assez bon.	1 an et 3 mois.	Dr Perruchet
27	G.	32	»	O.	Déc. 1910.	Rein.	Vivant.	1 an et demi.	»
28	G.	26	»	»	»	»	Etat stationnaire.	»	Lui-même.
29	.	»	»	»	»	»	Etat général bon, a été traité par I. Maragiano.	»	Dr Beaudot.
30	L.	35	»	»	Sept. 1910.	Vessie.	Vivant.	1 an et demi.	»
31	L.	46	»	»	Juillet 1908.	Affaiblissement.	Etat général bon.	3 ans et 8 mois.	Dr Boyer.
32	M.	34	»	»	Janv. 1895.	Vessie.	Vivant en février 1901.	6 ans.	»
33	M.	»	»	»	Déc. 1910.	Vessie.	Etat général bon.	1 an et 4 mois.	Dr Sibilat.
34	M.	30	B.	C.	Déc. 1910.	Vessie.	Vivant.	1 an et demi.	»
35	O.	57	»	O.	... 1886.	Vessie. Hémat.	Allait bien en octobre 1911.	25 ans.	Dr Laty.
36	P.	30	»	»	Juillet 1906.	Vessie.	Va bien. Plus de douleurs, un peu de pollakiurie.	5 ans et 9 mois.	Dr Bouvier.
37	P.	43	»	»	... 1905.	»	Va bien.	7 ans.	Dr Berger.
38	P.	27	»	O.	Fév. 1906.	Rein.	Vivant.	6 ans.	»
39	P.	41	B.	C.	Avril 1905.	Albumine.	Vivant.	11 ans.	»
40	P.	34	B.	C.	Janv. 1905.	Vessie.	Va bien.	7 ans.	»
41	P.	»	»	»	»	»	Va bien, pas de troubles urinaires.	»	Dr Julliard.
42	P.	36	»	C.	Fév. 1910.	Vessie.	Vivant.	2 ans.	»
43	R.	47	B.	C.	Avril 1907.	Vessie.	Bonne appar., rein gauche ne fonctionne pas.	5 ans.	Dr Duptiquet.
44	R.	37	B.	C.	Avril 1901.	Rein.	Etat bon.	10 ans et demi.	Dr Rufin.
45	S.	30	»	O.	Nov. 1898.	Vessie.	Vivant octobre 1911.	13 ans.	Dr Rochet.
46	S.	21	»	O.	Juillet 1909.	Hématurie.	Vivant.	2 ans et 4 mois.	»
47	T.	36	»	O.	Nov. 1901.	Urine trouble.	Vivant, prostate et testicules malades.	10 ans.	Lui-même.
48	V.	36	»	O.	... 1900.	Hématurie il y a 12 ans, cystite depuis 5 ans.	Vivant.	12 ans.	Dr Meunier.
49	V.	46	B.	C.	Déc. 1904.	Vessie.	Vivant.	7 ans et demi.	»
50	V.	25	B.	C.	... 1904.	Vessie.	Vivant.	6 ans et 10 m.	»
51	V.	53	»	O.	Janv. 1903.	Rein.	Vivant.	9 ans.	Dr Casimir.
52	V.	60	»	O.	Mars 1910.	Vessie.	Vivant.	2 ans.	Dr Jacquier.
							FEMMES VIVANTES		
53	B.	37	U.	C.	Mars 1905.	Rein.	Vivante.	7 ans.	»
54	B.	44	»	C.	Août 1911.	Vessie.	Vivante.	10 mois.	»
55	B.	54	»	O.	Déc. 1910.	Vessie.	Vivante avril 1912.	1 an et 5 mois.	»
56	B.	27	B.	C.	Juin 1907.	Vessie.	Amél. nette de la tuberc. vésicale et rénale.	4 ans et 9 mois.	Dr Cuzin.
57	B.	22	»	C.	Déc. 1911.	Vessie.	Vivante.	7 mois.	»

(1) Abréviations : B, tuberculose rénale bilatérale ; U, unilatérale ; C, cathétérisme urétéral ; S, séparation endo-vésicale ; O, pas d'examen rénal.
N. B. — Le diagnostic d'uni- ou bilatéralité des lésions rénales ne doit pas être considéré comme certain pour tous les cas.
(2) Ce malade vient de succomber avec des symptômes du cancer des voies digestives ; l'urine était limpide ; le rein gauche volumineux : rein exclu.

N°	Nom	Age	Uni ou bilat.	Procédé d'examen	Date du premier symptôme	Nature du premier symptôme	ÉTAT ACTUEL	Durée actuelle	Origine des renseignements
							FEMMES VIVANTES (suite)		
58	B.	48	B.	C.	Juin 1904.	Néphrite.	Vivante.	7 ans et 10 m.	»
59	B.	36	»	C.	Juin 1906.	Vessie.	Va assez bien. Cystite atténuée.	5 ans et 7 mois.	Dr Jacquier.
60	C.	45	U.	C.	... 1899.	Rein.	Vivante.	13 ans et 9 m.	»
61	C.	»	B.	»	Mars 1905.	Vessie.	Etat passable. Evolution lente.	7 ans.	»
62	C.	53	»	»	»	»	Etat stationnaire.	»	»
63	C.	43	B.	C.	.. 1900.	»	Etat stationnaire.	12 ans.	Dr Francoz.
64	C.	29	B.	C.	Mai 1907.	Vessie.	Vivante avril 1912.	5 ans.	Dr May.
65	D.	26	»	O.	... 1904.	Doul. dans ventre	Etat bon.	8 ans.	Dr Mingcard.
66	D.	40	B.	C.	Juin 1905.	Rein,	Vivante.	6 ans et 9 mois.	»
67	F.	25	B.	C.	... 1909.	Vessie.	Très satisfaite.	2 ans et 10 m.	Elle-même
68	F.	»	»	»	»	»	Irait bien.	»	Dr Bardonnet
69	G.	37	U.	C.	... 1906.	Rein et vessie.	Etat reste bon.	5 ans et 9 mois.	Dr Touillon.
70	G.	35	»	»	Nov. 1904.	Vessie.	Vivante en 1912.	7 ans et demi.	»
71	G.	36	»	O.	Déc. 1901.	Vessie.	Vivante mars 1906.	5 ans et demi.	»
72	J.	47	»	C.	Déc. 1911.	Hématurie.	»	7 mois.	»
73	H.	20	B.	C.	Mars 1909.	Vessis.	Vivante.	3 ans.	»
74	L.	20	U	O.	Mai 1896.	Hématurie.	Vivante février 1907.	11 ans.	»
75	L.	32	B.	»	»	»	Se trouve bien mieux, a engraissé.	»	Elle-même.
76	M.	35	»	O.	Avril 1905.	Hématurie.	Va bien.	8 ans.	Dr Françon.
77	M.	29	B.	C.	Mars 1907.	Vessie.	Va bien mieux, a beaucoup engraissé, souffre peu de la vessie.	5 ans.	»
78	M.	23	B.	C	Avril 1907.	Vessie.	Vivante avril 1912.	5 ans.	»
79	P.	34	»	O.	Févr. 1907.	Vessie.	Va bien.	2 ans.	Dr Boyer.
80	S.	52	B.	C.	Janv. 1902	Vessie.	Vivante mars 1906.	4 ans 2 mois.	»
81	F.	22	»	C.	Octob. 1911.	Vessie et rein.	Vivante.	9 mois.	»
82	V.	37	»	C.	... 1894.	Est sondée, cystite-vessie.	Un peu mieux.	11 mois.	Dr Molard.
83	W.	34	O.	S.	Déc. 1901	Vessie.	Vivante.	10 a. 4 m Re'nfermé	»
84	V.	53	»	C.	Octob. 1911.	Vessie.	Vivante.	9 mois.	Dr Neyrat.

HOMMES MORTS

Nᵒˢ	Nom	Age	Uni ou bilat.	Procédé d'examen	Date du premier symptôme	Nature du premier symptôme	Date de la mort	Cause de la mort	Durée totale	Origine des renseignements
85	A.	29	»	»	Mai 1904.	Vessie.	Janv. 1909.	Méningite.	4 ans 4 mois.	»
86	B	32	»	»	Fév. 1889.	Urine trouble.	Fév. 1892.	Tuberculose pulmonaire. Cachexie.	3 ans.	»
87	B.	»	»	»	»	»	1 mois après sa visite.	»	1ʳᵉ année.	»
88	B.	27	»	»	Fév. 1905.	»	En 1906.	Tuberculose rénale. Détails peu précis.	1 an 4 mois.	Dr Alliod.
89	B.	56	»	C.	Déc. 1902.	Vessie.	Déc. 1910	»	8 ans.	»
90	B.	34	B.	C.	Fév. 1905.	Vessie.	Mai 1908.	Granulie et septicémie.	2 ans et demi.	»
91	B.	47	B.	C	... 1899.	Vessie.	Déc. 1906.	Tuberculose générale. Cachexie.	7 ans.	»
92	B.	31	»	O.	Mars 1898.	Vessie.	Oct. 1911.	Cachexie.	12 ans 6 mois.	»
93	B.	36	B.	C.	Nov. 1906.	Vessie.	... 1908.	»	1 an 8 mois.	»
94	B.	38	»	O.	... 1904.	Perte de forces.	Fév. 1909.	Tuberculose rénale.	5 ans et demi.	Dr Giraud.
95	B.	25	»	O.	»	Rein.	»	Tuberculose pulmonaire.	18 mois.	»
96	B.	56	B.	Autop.	Milieu 1895.	Vessie.	3 fév. 1898.	Tuberculose d'un rein, infection de l'autre.	2 ans et demi.	»
97	B.	30	»	»	Mai 1898.	Urine trouble.	15 mars 1906	Mort dans le coma.	7 ans 10 mois.	Dr Bertucat.
98	C.	37	»	O.	Fév. 1910.	Vessie.	Déc. 1910.	Fièvre hectique.	9 mois.	»
99	C.	62	»	O.	Janv. 1905.	Rein.	11 juin 1908.	Cachexie progressive sans tuberculose pulmonaire.	3 ans et demi.	»
100	C.	44	»	»	»	»	Sept. 1911.	Cachexie.	»	Dr Barrié.
101	C.	47	B.	C.	Juillet 1898.	Vessie.	Fév. 1910.	Vomissements. Dilatation de l'estomac. Cachexie. Laryngite tuberculeuse. Cystite disparue.	1 an 8 mois.	»
102	C.	48	»	O.	Nov. 1909.	Vessie.	Nov. 1910.	Poussée aiguë de broncho-pneumonie.	1 an.	Dr Durand.

HOMMES MORTS *(suite)*

N°	Nom	Age	Uni ou bilat.	Procédé d'examen	Date du premier symptôme	Nature du premier symptôme	Date de la mort	Cause de la mort	Durée totale	Origine des renseignements
103	C.	»	»	O.	»	»	1 an ap. séj. à l'hôp.	»	»	»
104	D.	42	»	»	Fév. 1908.	Vessie.	Fév. 1911.	Tuberculose généralisée.	3 ans.	Dr Bonnin.
105	D.	32	B.	C.	Juin 1906.	Vessie.	Janv. 1910.	Grippe.	4 ans et demi.	»
106	D.	49	B.	Autop.	... 1902.	Vessie.	Janv. 1907.	Cachexie tuberculeuse.	5 ans et demi.	»
107	D.	38	»	Q.	Mars 1910.	Vessie.	Janv. 1911.	Tuberculose pulmonaire.	8 mois.	»
108	D.	40	B.	C.	Avril 1906.	Vessie.	20 mars 1907	Tuberculose généralisée.	9 mois.	»
109	D.	27	B.	C.	Janv. 1903.	Rein.	Fév. 1906.	Cause inconnue.	2 ans 9 mois.	Dr Fontanille
110	F.	25	»	O.	Juillet 1894.	Vessie.	Oct. 1901.	»	5 ans 9 mois.	Dr P. Gavoty.
111	F.	25	»	»	Avril 1906.	Rein.	Juin 1908.	Tuberculose pulmonaire.	2 ans 3 mois.	Dr Michelet.
112	F.	28	B.	L.	Fév. 1908.	Vessie.	Fin mai 1910	Hecticité.	2 ans 3 mois.	»
113	G.	58	»	S.	Janv. 1901.	Vessie.	24 août 1906	Tuberculose pulmonaire.	5 ans 3 mois.	»
114	G.	32	B.	C.	Déc. 1903.	Vessie.	»	»	»	»
115	G.	54	»	»	Janv. 1902.	Vessie.	12 fév. 1911.	»	9 ans.	Sa femme.
116	G.	45	»	O.	Janv. 1897.	Vessie.	Juillet 1899.	Cachexie.	2 ans et demi.	»
117	G.	40	»	O.	Nov. 1889.	»	Mars 1893.	Cachexie.	3 ans 5 mois.	»
118	G.	29	»	»	Juillet 1905.	Vessie.	Mars 1911.	Tuberculose générale.	5 ans 9 mois.	»
119	G.	40	»	»	... 1890.	Rein.	... 1897.	Mort subite.	7 ans.	»
120	G.	33	»	O.	Sept. 1904.	Rein. Hématurie. Lithiase.	»	Tuberculose pulmonaire.	3 ans.	»
121	G.	61	»	O.	Nov. 1910.	Vessie.	2 août 1911.	Tuberculose pulmon. Cachexie.	6 mois.	»
122	H.	38	»	»	Août 1898.	Vessie.	22 Mai 1908.	Mort avec atroces douleurs.	10 ans.	»
123	J.	24	B.	C.	Juillet 1904.	Urine trouble.	... 1906.	Entente tuberculeuse.	1 ans 9 mois.	»
124	J.	19	B.	C.	Fév. 1904.	Vessie.	Juillet 1907.	Cachexie urinaire. Troubles gastriques. Bronchite.	2 ans 8 mois.	Dr Verrière.
125	J.	63	»	O.	Oct. 1905.	Vessie.	9 déc. 1910.	Souffrances atroces. Morphinomanie.	4 ans 10 mois.	Dr Eyraud.
126	J.	28	»	»	Janv. 1905.	Vessie.	»	»	4 mois.	Curé d. Limone t.
127	L.	25	B.	C.	Avril 1906. ... 1901.	Lombe. Vessie.	17 Mai 1905.	Tuberculose aiguë.	2 mois.	Dr Brisson.
129	M.	48	O.	O.	Août 1906.	Vessie.	Déc. 1910.	Mauvais état général. Mal de Pott. Cas spécial. Cachexie.	4 ans 5 mois.	Dr Eyraud.
130	M.	25	B.	C.	Juillet 1906.	Vessie.	Mars 1907.	»	8 mois.	»
131	M.	50	»	»	Juillet 1902.	Vessie.	Déc. 1905.	Méningite.	3 ans et demi.	»
132	M.	41	»	C.	Janv. 1909.	Urine trouble.	Août 1911.	Méningite tuberculeuse.	2 ans 8 mois.	Dr Marion.
133	M.	25	»	O.	Fév. 1900.	Vessie.	Mars 1903.	»	»	»
134	M.	19	B.	C.	Juin 1907.	Vessie.	25 déc. 1908.	»	1 an et demi.	»
135	N.	27	»	O.	Janv. 1903.	Vessie.	Mai 1909.	»	6 ans.	»
136	O.	36	O.	O.	Fév. 1904.	Vessie.	Mars 1910.	Cancer de l'estomac.	6 ans.	»
137	P.	28	B.	C.	Mars 1901.	Rein.	Juin 1901.	Néphrite et cachexie.	»	»
138	P.	34	»	»	Oct. 1895.	Vessie.	Janv. 1898.	»	2 ans 2 mois.	»
139	P.	42	»	O.	Mars 1903.	Rein.	... 1908.	»	5 ans 3 mois.	»
140	R.	»	»	»	»	»	23 août 1910.	Affection rénale.	»	Dr Jacquier
141	R.	30	»	O.	Mai 1908.	Vessie.	21 mars 1909	Tuberculose généralisée.	10 mois.	Dr Sérullaz.
142	R.	37	B.	C.	Sept. 1907.	Vessie.	25 oct. 1908.	Tuberculose pulmonaire. Laryngite.	1 an.	»
143	R.	»	»	»	»	»	Le lendemain de son départ.	»	»	Dr Guillaumond.
144	R.	38	»	O.	Nov. 1905.	Vessie.	8 déc. 1911.	Angine (laryngite).	6 ans.	Sa femme.
145	R.	51	»	»	Mars 1902.	Rein.	17 mai 1907.	»	5 ans 2 mois.	Sa femme.
146	R.	12	»	O.	Fév. 1899.	Rein.	Avril 1902.	»	3 ans 1 mois.	»
147	R.	20	B.	C.	Oct. 1908.	Vessie.	Janv. 1910.	Tuberculose généralisée.	1 an 3 mois.	Dr Bourgeois
148	S.	34	»	O.	22 Mars 1907	Vessie.	Mai 1909.	Tuberculose pulmonaire. Très gros rein.	2 ans 2 mois.	»
149	T.	41	B.	Autop.	»	Vessie.	»	Cachexie. Tub. rénal et pulmonaire.	9 mois.	»
150	T.	43	U.	C.	Mars 1904.	Vessie.	Nov. 1909.	Cachexie.	4 ans et demi.	Dr Arsac.
151	T.	24	B.	C.	Juil. 1906.	Hématurie.	4 avril 1908.	Méningite.	1 an 9 mois.	»
152	T.	18	»	O.	Juin 1900.	Vessie.	Sept. 1908.	»	8 ans 3 mois.	»
153	T.	41	»	Autop.	Juil. 1903.	Vessie-Hématur.	Oct. 1905.	Granulie.	2 ans 3 mois.	»
154	V.	70	»	O.	Juin 1907.	Vessie.	Fév. 1909.	»	1 an 8 mois.	»
155	V.	22	»	O.	Oct. 1904.	Vessie	Fév. 1908.	Granulie.	3 ans 5 mois.	Dr Allemand.
156	V.	25	»	»	Déc. 1901.	Vessie.	»	Misère. Cachexie.	11 mois.	»

N°	Nom	Âge	Uni ou bilat.	Procédé d'examen	Date du premier symptôme	Nature du premier symptôme	Date de la mort	Cause de la mort	Durée totale	Origine des renseignements
								FEMMES MORTES		
157	A.	42	»	O.	Août 1906.	Alb. avec œdème.	Déc. 1902.	»	6 ans 4 mois.	»
158	A.	43	»	O.	Juil. 1910.	Doul. lombaire et cuis en urinant.	10 mai 1911.	Péritonite survenue brusquement après une série de crises rénales.	10 mois.	Dr Bouchet.
159	B.	37	»	C.	Mai 1902.	Vessie.	4 sept. 1909.	Tuberculose rénale sans autre localisation.	6 ans et demi.	Dr L. Favre.
160	B.	13	»	O.	Mai 190 .	Sang.	Oct. 1911.	»	»	Dr May.
161	B.	33	B.	C.	Oct. 1905.	Vessie.	»	»	»	
162	B.	19	»	»	... 1904.	Doul. lombaire.	Mars 1907.	Péritonite et après 8 jours méningite.	3 ans 9 mois.	Dr Verrière.
163	B.	58	»	O.	... 1895.	Vessie.	2 août 1909.	Infection tuberculeuse.	14 ans.	Dr Martin.
164	B.	44	»	O.	Fév. 1900.	Vessie.	Juin 1901.	Cachexie.	1 an et demi.	»
165	B.	29	B.	C.	Avril 1906.	Rein.	19 juin 1910.	Cachexie urinaire.	4 ans 3 mois.	»
166	B.	8	»	O.	»	Rein.	»	»	»	»
167	C.	38	»	O.	Mai 1902.	Vessie.	21 nov. 1909.	Cachexie.	7 ans 6 mois.	»
168	C.	60	U.	C.	Déc. 1904.	Rein.	... 1908.	Tuberculose urinaire avec d'atroces douleurs.	3 ans et demi.	Dr Irmann.
169	C.	27	»	O.	Fév. 1902.	Vessie.	Fév. 1909.	»	7 ans.	»
170	C.	22	»	O.	Oct. 1897.	Vessie.	27 déc. 1902.	Cachexie.	5 ans 3 mois.	»
171	C.	24	»	C.	Fév. 1903.	Hématurie.	»	»	»	»
172	D.	25	B.	C.	Fév. 1900.	Vessie.	Fév. 1911.	Cachexie.	11 ans.	»
173	D.	36	B.	C.	Oct. 1907.	Vessie.	Avril 1908.	»	7 mois.	Dr Berthier. (Unilat. d'ap. l'inoculation)
174	D.	41	B.	C.	Mars 1909.	Vessie.	5 mars 1910.	Morte avec beaucoup de souffrances sans généralisation.	1 an.	»
175	D.	28	B.	C.	Mars 1909.	Vessie.	Avril 1912.	Cachexie et tuberculose pulmonaire.	3 ans 1 mois.	»
176	D.	39	B.	C.	... 1903.	Vessie.	Sept. 1908.	Tuberculose rénale et pulmonaire à la fin.	5 ans 2 mois.	Dr Brosset.
177	F.	26	B.	C.	Fin 1904.	Vessie.	Déc. 1905.	Marasme, cachexie.	1 an.	Dr Verrière.
178	G.	56	»	O.	Fév. 1898.	Vessie.	... 1902.	»	5 ans.	»
179	G.	32	B.	C.	Nov. 1901.	Vessie.	13 oct. 1907.	Insuffisance rénale	6 ans et demi.	»
180	G.	27	»	»	»	»	Eté 1910	»	»	Dr Degaud.
181	L.	35	B.	C.	Milieu 1903.	Rein puis rapidement vessie.	Sept. 1911.	Accidents péritonéaux et méningés.	8 ans.	Dr Thilly. (Uni. d'après inoculation, bil. d'après cytologie)
182	M.	21	B.	C.	Juin 1909.	Etat général.	2 mars 1912.	Tubercul. péritonéale des sommets; œdème cachectique; fistule.	2 ans 8 mois.	Dr Perignat.
183	P.	27	B.	C.	Fév. 1910.	Vessie.	Déc. 1910.	»	10 mois.	Son mari.
184	B.	46	»	O.	... 1890.	Vessie.	Juin 1914.	»	14 ans.	»
185	P.	60	B.	C.	Fév. 1904.	Cystite.	Janv. 1910.	Pneumonie.	6 ans.	Dr Bonnet.
186	P.	27	B.	C.	Janv. 1910.	Rein.	Déc. 1910.	Tuberculose pulmonaire aiguë.	11 mois.	»
187	S.	48	U.	C.	Oct. 1905.	Vessie.	Févr. 1911.	Tuberculose pulmonaire.	7 ans et demi.	Dr Frappaz.
188	V.	11	»	»	Sept. 1904.	»	Sept. 1911.	Cachexie.	7 ans.	»

Essayons de tirer de ce tableau les renseignements qu'il comporte.

Sur ces 188 malades, 104 étaient morts au moment de l'enquête, soit 55,3 pour 100 ; 84 seulement étaient encore en vie, soit 44,7 pour 100.

L'un de ces derniers, compté comme vivant, est mort depuis. Son observation est publiée sous le numéro III, p. 38 dans les cas de longévité de tuberculose rénale non opérée.

Pour 168 seulement, nous pouvons fixer une durée assez précise de la maladie. Pour les 20 autres, il nous manque, soit la date du début, soit celle de la mort. Nous ne les compterons pas.

Parmi les morts, nous comptons :

64 hommes et 27 femmes en tout 91, soit 53 pour 100 des malades observés.

La durée moyenne de la maladie a été de 4 ans et demi.

Nota. — Les pourcentages sont calculés par rapport, non point au nombre des morts, mais au nombre des malades observés.

Morts dans la	Nombre de malades	Pourcentage	Numéros des observations[1]
1re année	19	% 11,3	87, 98, 102, 107, 108, 121, 126, 128, 130, 141, 142, 143, 149, 156, 158, 173, 174, 177, 183, 186.
2e année	10	5,9	88, 93, 95, 101, 123, 134, 147, 151, 154, 164.

[1] Voir les tableaux de ces observations, p. 18 et suivantes.

Morts dans la	Nombre de malades	Pourcentage	Numéros des observations
		%	
3ᵉ année	15	8,9	86, 90, 96, 104, 109, 111, 112, 116, 120, 124, 132, 138, 148, 153, 182.
4ᵉ année	8	4,7	99, 117, 131, 146, 155, 162, 168, 175.
5ᵉ année	7	4,2	85, 105, 129, 150, 165, 178.
6ᵉ année	13	7,7	94, 106, 110, 113, 118, 135, 136, 139, 144, 145, 170, 176, 185.
7ᵉ année	6	3,5	119. 157, 159, 169, 179, 188.
8ᵉ année	5	2,9	89, 97, 167, 181, 187.
9ᵉ année	2	1,2	115, 152.
10ᵉ année	1	0,6	122.
11ᵉ année	1	0,6	172.
13ᵉ année	1	0,6	92.
14ᵉ année	2	1,2	163, 184.
16ᵉ année	1	0,6	91.

Si, à l'exemple de Wildbolz, nous classons ces résultats, nous obtenons :

Morts dans les 2 premières années . . 29 soit 17,2 0/0
—   —   3ᵉ, 4ᵉ, 5ᵉ années . . . 30 — 17,8 —
—   —   6ᵉ, 7ᵉ, 8ᵉ, 9ᵉ, 10ᵉ années. 27 — 16   —
— après plus de 10 années. . . . 5 — 3   —

Parmi les survivants, nous obtenons les résultats suivants : 48 hommes, 29 femmes, en tout 77, soit 47 pour 100.

Sont actuellement dans la	Nombre de malades	Pourcentage	Numéros des observations
		%	
1re année de leur maladie	10	5,9	7, 17, 19, 20, 23, 55, 57, 72, 81, 84.
2e année	8	4,8	16, 26, 27, 30, 33, 34, 55, 52.
3e année	10	5,9	1, 3, 11, 15, 21, 22, 42, 46, 67, 79.
4e année	4	2,3	6, 13, 31, 73.
5e année	5	2,9	5, 8, 18, 56, 80.
6e année	9	5,3	24, 36, 43, 59, 64, 69, 71, 77, 78.
7e année	5	2,9	12, 32, 38, 50, 66.
8e année	8	4,7	14, 37, 40, 49, 53, 58, 61, 70.
9e année	3	1,8	10, 65, 76.
10e année	3	1,8	2, 25, 51.
11e année	3	1,8	44, 4,7 83.
12e année	3	1,8	39, 74, 82.
13e année	3	1,8	9, 48, 63.
14e année	2	1,2	45, 60.
15e année	1	0,6	35.

Et si, comme pour les morts, nous faisons un classement par période de trois années consécutives, nous trouvons :

Pour 18 soit 10,7 o/o la maladie évolue depuis 1 à 2 ans.
 — 19 — 11,3 —   —   — 3 à 5. —
 — 28 — 16,7 —   —   — 6 à 10 —
 — 12 — 7,3 —   —   — plus de 10 —

En comparant cette statistique avec celle de Wildbolz nous voyons que, tandis que Wildbolz compte 58 pour 100 de morts dans les 5 premières années, Rafin n'en compte que 35 pour 100.

Par contre, Wildbolz trouve 8,8 pour 100 de morts ayant vécu plus de 5 ans, et Rafin en trouve 19 pour 100.

Pour les survivants, dans la statistique de Wildbolz :

18,6 o/o vivent depuis moins de 5 ans.
9,3 —   —   plus de 5 —

Dans la statistique de Rafin :

22 o/o vivent depuis moins de 5 ans.
24 —   —   plus de 5 —

Nos recherches sur la durée moyenne de la maladie, et c'est le résumé de ce chapitre, nous amènent aux résultats suivants :

Durée moyenne totale pour les décédés .   . 4 ans 6 mois.
Durée moyenne actuelle pour les survivants. 4 ans 9 mois.

Durée de l'évolution suivant le sexe.

Si maintenant nous considérons la durée de la maladie d'après le sexe des malades, nous ne sommes pas étonné de voir les chiffres ratifier l'impression générale, à savoir que les femmes présentent une évolution plus longue que les hommes. En effet, la durée moyenne de la tuberculose rénale non opérée, pour les cas dont nous pouvons apprécier l'évolution totale, est de :

3 ans 9 mois pour les hommes.
5 — 3 —   —   femmes.

D'autre part, la durée moyenne actuelle des malades non opérés et encore vivants est de :

4 ans 2 mois pour les hommes.
5 — 5 —   —   femmes.

Peut-être pourrait-on expliquer en partie cette différence par la simple remarque suivante : les hommes
sont en général dans des conditions d'infériorité pour
supporter une affection des reins étant donné qu'ils
sont, bien plus fréquemment que les femmes, sous le
coup d'intoxications chroniques, par l'alcool, le
tabac, etc. ; et que souvent aussi, ayant à pourvoir aux
besoins d'une famille, ils ne peuvent pas donner à leur
affection tous les soins qu'elle réclame. De plus,
comme nous le verrons plus loin, les hommes sont
atteints bien plus souvent que les femmes de tuberculose des voies génitales, et il est certain que ces lésions
aggravent singulièrement le pronostic de la tuberculose rénale.

Durée de l'évolution suivant l'âge.

Wildbolz, dans son rapport, étudie la fréquence de
la tuberculose rénale, rapportée à l'âge des malades.
Il arrive aux résultats suivants :

Sur 316 malades :

Au début
de leur maladie

4 soit 1,2 o/o avaient moins de 10 ans.
31 — 10,2 — — de 10 à 20 ans.
127 — 40,2 — — de 20 à 30 —
95 — 3o — — de 3o à 4o —
26 — 8,4 — — de 4o à 5o —
26 — 8,4 — — de 5o à 6o —
5 — 1,6 — — plus de 6o —

Mais il n'étudie pas la durée de l'évolution pour
chacune de ces catégories. Retenons seulement de ces

chiffres que 70 pour 100 de ses tuberculoses rénales avaient de 20 à 40 ans.

Dans la statistique de M. Rafin, nous avons pu être fixé sur l'âge de 177 malades. En considérant ces malades et les classant par périodes de dix ans, nous avons obtenu le tableau suivant qui nous donne une idée de la fréquence de la maladie suivant l'âge.

Age	Nombre de malades	Pourcentage	Numéros des observations
Au-dessous de 10 ans	1	% 0,56	166.
De 10 à 20 ans	11	6,2	25, 31, 73, 74, 124, 134, 146, 147, 152, 160, 162.
De 20 à 30 ans	49	27,6	11, 13, 24, 28, 34, 36, 38, 45, 46, 50, 56, 57, 64, 65, 67, 78, 81, 85, 88, 95, 97, 109, 110, 111, 112, 118, 123, 126, 127, 128, 130, 133, 135, 137, 140, 151, 155, 156, 165, 169, 170, 171, 172, 175, 177, 180, 182, 183, 186.
De 30 à 40 ans	55	31	1, 2, 6, 10, 15, 16, 17, 18, 23, 27, 30, 32, 40, 42, 44, 47, 48, 53, 59, 66, 69, 70, 71, 75, 76, 77, 79, 82, 83, 86, 90, 92, 93, 94, 98, 105, 107, 108, 114, 117, 119, 120, 122, 136, 138, 142, 144, 148, 159, 161, 167, 173, 176, 179, 181.
De 40 à 50 ans	35	20	3, 7, 8, 9, 20, 37, 39, 43, 49, 54, 57, 58, 60, 63, 72, 91, 100, 101, 102, 104, 106, 116, 129, 131, 132, 139, 149, 150, 153, 157, 158, 164, 174, 187, 187.
De 50 à 60 ans	19	10,7	5, 12, 14, 35, 51, 52, 55, 62, 80, 84, 89, 96, 113, 115, 145, 163, 168, 178, 185.
Au-dessus de 60 ans	7	4,5	19, 21, 22, 99, 121, 125, 154.

Pour nous donner une idée de la gravité de la tuberculose rénale à chacun de ces différents âges, nous
avons établi le pourcentage des morts et des vivants
dans chaque décennaire.

Des 11 malades de 10 à 20 ans :

      7 sont morts,   soit 63,6 o/o.
      4 sont encore en vie, — 36,4 —

Des 49 malades de 20 à 30 ans :

      32 sont morts, soit 65,3 o/o.
      17 sont en vie, — 34,7 —

Des 55 malades de 30 à 40 ans :

      26 sont morts, soit 47,3 o/o.
      29 sont vivants, — 52,7 —

Des 35 malades de 40 à 50 ans.

      20 sont morts, soit 57,2 o/o.
      15 sont vivants, — 42,8 —

Des 19 malades de 50 à 60 ans :

      9 sont morts, soit 47,3 o/o.
      10 sont vivants, — 52,7 —

Des 7 malades au-dessus de 60 ans :

      4 sont morts, soit 57,2 o/o.
      3 sont vivants, — 42,8 —

Si, comme Wildbolz, nous ne retenons que 3 divi-
sions :

      Au-dessous de 20 ans.
      De 20 à 40 ans.
      Au-dessus de 40 ans.

Nous trouvons que sur 12 malades au-dessous de 20 ans, soit 6,7 pour 100 :

8 sont morts,   soit 66,6 o/o.
4 sont vivants, —   33,3 —

Sur 104 malades de 20 à 40 ans, soit 58 pour 100 :

58 sont morts,   soit 56 o/o.
46 sont vivants, —   44 —

Sur 61 malades au-dessus de 40 ans, soit 34,5 pour 100 :

33 sont morts,   soit 54 o/o.
28 sont vivants, —   46 —

Prenant la moyenne de la durée de la maladie dans ces trois 3 catégories, nous avons trouvé :

Pour les malades âgés de 0 à 20 ans :

Durée totale moyenne (morts)   3 ans 5 mois.
—   actuelle —   (vivants) 6 — 8 —

Pour les malades âgés de 20 à 40 ans :

Durée totale moyenne   3 ans 9 mois.
—   actuelle —   5 — 3 —

Pour les malades âgés de plus de 40 ans :

Durée totale moyenne   4 ans 6 mois.
—   actuelle —   5 — 10 —

Durée de la tuberculose rénale non opérée
suivant la *coexistence d'infections secondaires.*

Il est enfin une condition qui, théoriquement, doit influencer fâcheusement sur la durée de l'évolution de la tuberculose rénale, c'est la coexistence d'infections secondaires des voies urinaires. Nous avons pensé qu'il ne serait peut-être pas sans intérêt de voir jusqu'à quel point ceci se réalisait en pratique.

Certes, pour que la question ait toute sa valeur, il faudrait considérer, non pas seulement l'infection des voies urinaires inférieures, mais aussi et surtout l'infection de l'urine rénale, prélevée par cathétérisme urétéral.

Malheureusement, les cas où il a été fait des cultures de l'urine, ainsi recueillie, sont trop rares pour que nous puissions tabler sur eux.

Aussi, nous sommes-nous contenté de rechercher, dans les observations, les cas où l'urine vésicale recueillie aseptiquement a été ensemencée. Nous entendons par là l'urine qui a été recueillie à la sonde, avec toute l'asepsie désirable, sans exception chez toutes les femmes. Chez les hommes, nous recueillons assez fréquemment l'urine en faisant uriner le malade dans un flacon stérilisé, après une toilette soignée, faite par nous.

Nous n'avons pas recherché l'origine de l'infection quand il en existait une à côté de la tuberculose. Car, à vrai dire, ceci nous importe peu, la question que nous cherchons à résoudre étant relativement indépendante de la qualité du microbe. Qu'il nous suffise de remarquer que la très grande majorité d'urines infectées a donné des cultures de staphylocoques, une ou deux fois du streptocoque, deux ou trois fois du coli bacille[1].

---

[1] Rafin, l'Asepsie et l'infection des urines tuberculeuses *(Journal d'Urologie*, juin 1912).

Nous avons trouvé les résultats des cultures pour
113 malades[1].

Pour 74 les cultures ont été négatives.
— 39 — positives.

Des 74 dont les cultures ont été négatives :

43 soit 57,6 o/o sont encore vivants avec une durée
moyenne de **6** ans 6 mois.
31 soit 32,4 o/o sont morts, la maladie ayant duré en
moyenne 4 ans 2 mois.

Des 39 qui avaient des urines infectées :

31 soit 79,5 o/o sont morts (durée moyenne de la maladie 4 ans).
8 soit 20,5 o/o sont vivants (durée moyenne de la maladie 3 ans 2 mois).

On pourrait étudier l'influence des infections secondaires en séparant les sexes.
Sur 113 résultats des cultures, il y a :

74 hommes et 39 femmes.

Pour les hommes :

45 fois les cultures étaient négatives.
29 — — — positives.

---

[1] Les examens bactériologiques ont été pratiqués soit par
M. Mérieux, dans son laboratoire, soit par le Dr Faysse, chef du
laboratoire de l'hôpital Saint-Joseph. Dans un bon nombre de cas, il
n'a pas été fait de cultures anaérobies.

Sur les 45 hommes qui ont des cultures négatives :

19 soit 42,2 o/o sont morts (durée moyenne 2 ans 11 mois).
26 soit 57,8 o/o sont vivants (durée moyenne 5 ans 6 mois).

Sur les 29 hommes qui ont des cultures positives :

22 soit 75,7 o/o sont morts (durée moyenne 2 ans 8 mois).
7 soit 24,3 o/o sont vivants (durée moyenne 4 ans 9 mois).

Pour les femmes :

29 fois les cultures étaient négatives.
10 — — — positives.

Des 29 femmes qui ont des cultures négatives :

12 soit 41 o/o sont morts (durée moyenne 5 ans 8 mois).
17 soit 59 o/o sont vivants (durée moyenne 7 ans 7 mois).

Des 10 femmes qui ont des cultures positives :

9 soit 90 o/o sont morts (durée moyenne 4 ans 6 mois).
1 soit 10 o/o est vivant (durée 2 ans).

Ces chiffres sont assez éloquents pour nous permettre de conclure à une aggravation considérable du pronostic de la tuberculose rénale, du fait d'une infection concomitante des voies urinaires, et nous mettre en garde contre des manœuvres intempestives et d'asepsie douteuse, quel que soit le but qu'on se propose (exploration, traitement par lavages ou instillations, etc.).

Nous voudrions, en terminant ce chapitre, rapporter quelques cas tirés de la statistique de M. Rafin, cas de longévité qui nous paraissent authentiques.

I. — *Tuberculose du rein droit. — Début apparent en
décembre 1901. — Exclusion rénale. — Guérison se
maintenant en juin 1911 (9 ans 6 mois après le début).*
(Obs. rapportée en 1906, *in* thèse de Reynaud, p. 75
et 76, complétée jusqu'à ce jour.)

Mlle W..., trente-quatre ans ; début en décembre 1901
par des envies fréquentes d'uriner.

En 1902, urines purulentes. Présence de bacilles de
Koch. Rein droit non perceptible ; rein gauche volumineux,
paraît être le rein malade.

L'examen cystoscopique montre des lésions au niveau de
l'orifice urétéral droit (qui indiquent le siège de la lésion de
ce côté).

Séparation endovésicale avec l'appareil de Downes et
avec l'appareil de Luys. Quatre séances ont été faites avec
le même résultat ; pas d'urine du côté droit.

En 1904, l'urine est à peu près normale. Depuis lors, la
malade a été revue plusieurs fois, la dernière fois en mai
1911 : l'urine est normale, ni globules blancs, ni globules
rouges. Pas d'albumine. Inoculation négative. Le rein droit
n'est pas perceptible, le gauche un peu gros (hypertrophie
compensatrice).

L'état général est suffisant : la malade a souvent un peu
de température le soir. Cette fièvre est due vraisemblablement à une lésion pulmonaire légère, à évolution lente.

II. *Tuberculose rénale ; début en mai 1896. — Guérison (?)
en février 1907. — Pas d'examen rénal à ce moment.*

Mlle L..., vingt ans. Début en mai 1906 par une hématurie.

En janvier 1897, urine très purulente. L'examen bactériologique confirme le diagnostic de tuberculose.

En février 1907, cette malade est traitée ultérieurement
par Bazy et par Deschamp, qui en a publié l'observation

dans les *Annales de Guyon*, 1907, p. 593. Deschamp publie ce cas comme un exemple de guérison spontanée de la tuberculose rénale. Cette opinion, au moins dans le sens de guérison anatomique (avec conservation de l'intégrité fonctionnelle de l'organe), n'est démontrée par aucun examen approprié. Si l'urine est devenue normale, ce qui n'est pas expliqué formellement, on ne peut y voir qu'un cas de guérison par exclusion rénale.

Cette relation n'a d'autre but que de fournir une contribution à l'étude de la durée de la tuberculose rénale non opérée, le début de l'affection remontant à onze ans, au moment de l'examen de Deschamp.

III. *Tuberculose rénale. — Exclusion du rein gauche. — Clarification des urines. — Mort onze ans après le début avec des symptômes de cancer de l'estomac.*

B..., quarante-neuf ans. Début en janvier 1901 par des envies fréquentes d'uriner.

En 1902, fin juillet, mictions toute les demi-heures. Les urines sont troubles, albumineuses, hématiques par intervalles assez éloignés. Inoculation positive.

Rein : A droite, la loge rénale se laisse mal déprimer et on détermine un point douloureux avec irradiations vésicales. A gauche, rien.

Bonne élimination de bleu de méthylène. Tentative de séparation avec le séparateur de Cathelin, sans résultat.

Instillations gaïacolées.

En octobre 1902, amélioration sensible; urine encore un peu trouble. Mictions toutes les heures et demie, la nuit et le jour.

En février 1903, après un traitement inconstant par les instillations gaïacolées, par Verrière, l'état général reste bon. Mictions toutes les heures et quart, nuit et jour. Urines assez troubles; reins non perçus, non douloureux.

Trois ans après, en février 1906, état général excellent ;

a repris 7 kilogrammes depuis le début. Mictions : la nuit toutes les deux heures et demie; le jour, toutes les heures et demie.

Douleur = o. Urine très améliorée, semble limpide. Dans le dépôt, quelques hématies et quelques leucocytes, avec prédominance des hématies. Disque net d'albumine.   .

En février 1912, c'est-à-dire six ans après le dernier examen de M. Rafin : amaigrissement de 16 kilogrammes sur le dernier poids. Mictions : la nuit, deux ou trois; le jour, toutes les trois heures. Douleur = o.

Pendant ces six ans, deux ou trois crises douloureuses dans le côté droit.

Rein : On sent un peu le pôle inférieur du rein droit. A gauche, on sent une masse un peu diffuse, comme un rein avec périnéphrite, et modérément augmenté de volume.

Urine limpide. Albumine = o. Culot : On trouve difficilement de rarissime globuless blancs, dont la plupart douteux, puis on en trouve un groupe de trois ou quatre.

On fait une inoculation.

Un mois après, en mars 1912, le malade continue à maigrir, a des troubles digestifs. Rein gauche nettement perçu. Urine limpide, pas d'albumine. Culot : Rien, sauf deux petits amas allongés comme des filaments et formés de cellules épithéliales et de globules blancs.

L'inoculation est négative.

Ce malade est mort en mai 1912.

Il a été vu par le Dr Gallavardin et soigné par le Dr Grange, auquel nous sommes redevable des renseignements sur la fin du malade. Les symptômes présentés par lui ont fait porter le diagnostic d'un cancer de l'estomac.

IV. *Tuberculose rénale. — Début en août 1901. — Bilatéralité des lésions constatée en septembre 1907. — Etat du malade en février 1912 (10 ans et demi après le début).*

R..., homme, trente-sept ans. Début en août 1901 par des crises douloureuses que le malade localise à l'hypogastre.

La même année, le professeur Bard avait porté le diagnostic de pyélonéphrite tuberculeuse ou calculeuse.

En août 1902, l'urine contient quelques globules blancs peu nombreux. L'inoculation est positive.

Depuis cette époque, le malade a été vu à diverses reprises :

En mars 1906, urine limpide, très rares leucocytes. Albumine = o. On pourrait croire à la guérison.

En septembre 1907, aggravation, douleur et fréquence des mictions, urine purulente; inoculation positive.

Cathétérisme des deux uretères. A gauche, l'orifice est rouge et l'urine, pâle comme de l'eau, contient beaucoup de leucocytes. Inoculation positive. Urée, 5 gr. 70 par litre.

A droite, orifice normal, urine jaune ambrée, limpide, mais leucocytes dans le culot et inoculation positive. Urée, 10 gr. 80 par litre.

En février 1910, urines louches, inoculation positive. Etat général excellent.

En février 1912, ce malade écrit que son urine est parfois trouble, qu'il éprouve quelques douleurs au bas-ventre, mais n'a pas eu à interrompre son service depuis 1907.

V. Le cas suivant, qui a évolué en onze ans, peut être interprété comme suit : *Tuberculose du rein gauche. — Exclusion du rein gauche. — Tuberculose ultérieure du rein droit. — Mort.*

Mlle D..., vingt-cinq ans. A l'âge de quinze ans, en 1900, envies fréquentes d'uriner, douleur à la miction et urine très purulente. Cet état s'est aggravé pendant plus d'un an. Au bout de ce temps, hématurie légère pendant trois semaines.

Pendant huit ans, l'état reste passable, sauf des mictions toujours fréquentes, quatre à cinq la nuit, toutes les deux heures le jour. Depuis un an, douleur dans la fosse iliaque droite, ayant simulé une appendicite.

En février 1910, mictions : trois à quatre la nuit, toutes les deux heures le jour; pas douloureuses.

Urine pâle et trouble, peu d'albumine. Au microscope, leucocytes et hématies. Inoculation positive.

Rein gauche, non perçu; rein droit augmenté de volume, mobile et douloureux spontanément. Uretères non touchés (hymen).

Cystoscopie : Il est impossible de découvrir l'orifice urétéral gauche. La zone urétérale gauche ne paraît pas malade. La zone urétérale droite est malade, rouge, tuméfiée, attestant avec la clinique la lésion.

Aussitôt, séparation endovésicale. On recueille, à droite, 14 grammes d'urine. Pas d'urine à gauche. L'urine droite est jaune, louche et contient de nombreux globules blancs.

La conclusion qui découle de l'examen clinique et instrumental permet le diagnostic probable suivant :

Le rein gauche ne fonctionne pas, c'est lui qui, malade au début, a du infecter la vessie, il y a dix ans.

Actuellement, il est exclu, fermé, et c'est ce qui a permis aux lésions périurétérales de disparaître. Le rein droit est, à son tour, malade depuis peu.

La malade a succombé en février 1911, perte d'appétit et affaiblissement progressif.

CHAPITRE II

ETAT DES SURVIVANTS

La tuberculose rénale peut-elle guérir spontanément ?

Nous avons vu que Wildbolz, dans la statistique des malades vus par les médecins suisses, avait relevé 98 survivants sur 316 malades, soit 30 pour 100.

De ces 98, 68, soit 21,5 pour 100 de la totalité des malades observés, présentent des symptômes de tuberculose rénale et vésicale très violents et gênant considérablement le travail.

Les 30 autres, soit 9,5 pour 100 seulement de la totalité de ces malades, ne présentent aucun symptôme important de leur maladie et peuvent vaquer à leurs occupations ou vivre leur vie habituelle. Mais le plus souvent, il n'a pas été fait d'examen précis et presque jamais une analyse complète de l'urine. On ne peut donc parler que d'une guérison apparente et toute symptomatique.

Pour 16 de ces 30 cas, la guérison apparente se maintient plus de 5 ans, à savoir :

<pre>
Pour   3   depuis   6   ans
  —   4   —   7   —
  —   3   —   8   —
  —   3   —   10   —
  —   1   —   13   —
  —   1   —   15   —
  —   1   —   18   —
</pre>

Pour les 14 restants, elle dure depuis 5 ans ou moins de 5 ans :

<pre>
Pour   3   depuis   5   ans
  —   3   —   4   —
  —   3   —   3   —
  —   5   —   2   —
</pre>

Il n'est peut-être pas sans intérêt de noter ici que 13 malades, décédés ultérieurement, avaient eu, au cours de leur maladie, des périodes de guérison apparente, ayant duré de huit mois à sept ans.

Après cette période survint brusquement une aggravation et l'issue fatale par urémie.

Wildbolz cherche en outre les chances de guérison apparente, ou d'amélioration, d'après l'âge des malades.

Sur 36 sujets devenus malades au-dessous de vingt ans, 8, soit 22 pour 100, ont une période de guérison apparente qui, au moment de l'enquête, durait depuis 5, 6, 7 (2 malades), 8 (2 malades), 13 et 28 ans. Les 28 autres étaient morts sans avoir présenté de guérison apparente :

Sur 218 malades, de 20 à 40 ans :

3ı fois il y eut guérison apparente, soit 14,2 pour
ıoo.

Sur 56 malades au-dessus de 40 ans :

2 seulement bénéficient d'une guérison apparente,
soit 3,6 pour ıoo. Chez l'un de ces deux, elle dure
depuis un an et demi.

Chez l'autre, depuis ı5 ans, mais avec de l'urine
toujours trouble.

Ces chiffres lui permettent de conclure que les
chances d'amélioration diminuent à mesure que l'on
avance en âge.

Dans la statistique d'Hottinger, il y a ı5 survivants
sur 63 : ı4 d'entre eux souffrent de leur tuberculose
uro-génitale, un seul bénéficie d'une guérison clinique
par exclusion spontanée d'un rein tuberculeux.

Dans la statistique personnelle de Wildbolz, pré-
cieuse pour sa distinction en cas bilatéraux et unilatéraux, nous avons vu que, parmi les 29 malades porteurs de lésions unilatérales à l'examen, ı9 étaient
encore vivants.

De ces ı9, ı3, soit 68,4 pour ıoo, souffraient gravement de leur affection réno-vésicale. Chez 6 seulement, soit 3ı,6 pour ıoo, on ne relevait que des
troubles peu importants, avec un état général assez bon.
Deux de ces derniers méritent une mention spéciale :
chez l'un, l'affection date de ı7 ans et est restée unilatérale ; chez l'autre, elle paraît guérie depuis 3 ans.

Dans la statistique de M. Rafin, il manque fréquemment des renseignements précis sur l'état actuel des
malades, le début des périodes d'amélioration ou d'ag-

gravation, etc., et ceci tient uniquement à ce que
les renseignements ont été fournis par les malades
eux-mêmes qui, souvent, ne savent pas s'expliquer.
Aussi, bien que nous ayons été obligé de nous en
tenir à des indications assez vagues, nous avons pu
trouver que, sur les 84 survivants de sa statistique,
28, soit 33,3 pour 100 des survivants et seulement
16,5 pour 100 de la totalité des malades observés,
jouissent d'un assez bon état général, qui leur permet
de vaquer à leurs occupations, de vivre leur vie habituelle. Pour la plupart, les douleurs vésicales ont
disparu et, pour 2 ou 3, il reste un peu de pollakiurie
non douloureuse. Parmi eux, quelques-uns voient leur
maladie évoluer depuis un certain nombre d'années,
variant de 3 ans 8 mois à 25 ans. Tels sont les n°s 2,
10, 31, 35, 36, 37, 40, 44, 56, 59, 65, 69, 76, 77, 82.

N'étant guère fixé sur le début de ces améliorations,
nous ne saurions, à l'exemple de Wildbolz, supputer
avec suffisamment de vraisemblance les chances de
guérison apparente qu'ont les malades d'après leur âge.

Il nous semble, néanmoins, que la majorité des malades améliorés sont dans un âge qui évolue entre 20
et 40 ans. Mais il ne faut pas oublier que nous avons
aussi des malades ayant dépassé leur cinquantième
année et qui paraissent supporter fort bien leur affection (n°s 5, 21, 25, 51).

Nous avons, dans tout ce chapitre, et à dessein,
parlé de guérison apparente et non simplement de
guérison de la tuberculose rénale. Cette question de la

guérison spontanée de la tuberculose rénale est, à l'heure actuelle, si diversement, nous dirons même si faussement interprétée dans les milieux médicaux, que nous voudrions essayer, à la lumière des faits jusqu'ici publiés, de préciser jusqu'à quel point cette guérison spontanée est possible et comment elle se fait.

Et, d'abord, une distinction s'impose : il y a, en effet, à considérer deux ordres de guérison spontanée de la tuberculose rénale. La guérison clinique, c'est-à-dire disparition des symptômes morbides, purulence des urines, cystite, etc., mais avec disparition fonctionnelle ou anatomique du rein, et la guérison anatomique caractérisée également par la disparition des symptômes morbides, mais avec conservation du rein.

La première est hors de doute : toutes les statistiques en donnent un certain nombre de cas.

Il n'en est pas de même de la seconde et, cependant, on est bien obligé de reconnaître que ne pourra être considérée comme guérie qu'une tuberculose rénale, fermement diagnostiquée, et dans laquelle ultérieurement on aura constaté la cicatrisation de la lésion, avec conservation du reste de l'organe, et de son fonctionnement.

On peut arriver à établir la possibilité d'une pareille guérison, par deux ordres de faits :

Des faits anatomiques, provenant d'autopsies ou biopsies soigneusement faites ;

Des faits cliniques rigoureusement vérifiés.

Faits anatomiques. — Les faits anatomiques sont rares dans la littérature médicale.

En France, Dieulafoy, dans son *Manuel de Pathologie interne*, t. III, p. 108, édition 1894, dit qu'il a trouvé un cas de cicatrisation de cavernes tuberculeuses chez un jeune garçon mort de méningite tuberculeuse.

Pour Brault (1902), on peut observer un travail de cicatrisation, qui est rarement général, mais plutôt localisé à un certain nombre de productions.

Le Fur *(Congrès d'Urol.*, 1903-1904, p. 669) dit avoir trouvé dans des autopsies des tubercules crétacés, entourés d'une coque fibreuse épaisse, et qui ont été reconnus pour des tubercules, mais il ne donne aucun détail sur le reste de l'organe.

Albarran et Hallé *(Congrès d'Urol.*, 1903, p. 692) trouvent dans le rein tuberculeux des lésions en évolution, à côté d'autres qui tendent vers la guérison. Et au même Congrès, Albarran (p. 697) parle des hydronéphroses partielles comme processus de guérison spontanée ; mais toujours, à côté de ces lésions, on en voit d'autres en évolution.

Delbet, au *Congrès d'Urologie*, 1905, déclare n'avoir jamais observé, sur 119 protocoles d'autopsie et 111 faits de biopsie, au total sur 230 observations, un seul fait de transformation crétacée d'une tuberculose rénale. Il a observé la transformation fibreuse, mais seulement partielle, des follicules tuberculeux se développant autour de ceux qui étaient devenus fibreux.

Achard, cité par Heitz-Boyer *(XIVe Congrès d'Urol.)*, a trouvé à l'un des pôles d'un rein manifestement tuberculeux un nodule grisâtre, bien limité, entouré de tissu fibreux sans follicules.

Parmi les anatomistes, quelques-uns ont étudié la question :

Léon Bernard *(Congrès d'Urol.*, 1903, p. 608) dit que, depuis plusieurs années, il recherche systématiquement l'état des reins dans les autopsies de tuberculeux ; il n'a jamais rencontré un tubercule fibreux cicatriciel, comparable aux tubercules de cette nature, qu'on trouve communément dan les poumons.

Castaigne, au contraire, dit en avoir constaté.

A l'étranger, les faits et affirmations sont encore plus rares :

Kuster dit qu'il n'existe pas un seul cas de guérison complète certaine.

Fischer croit à la possibilité de la cicatrisation des tubercules caséifiés, mais ne donne aucune preuve à l'appui.

Tomayo : *Lésions rénales non bacillaires des tuberculeux (Bull. de la Soc. Anat.*, 1902), mentionne 2 cas où il a trouvé de petites granulations fibreuses enchâssées dans la substance corticale.

Pour Rovsing, la guérison par calcification est une telle exception, qu'il n'y a pas lieu d'en tenir compte.

Wildbolz *(Berl. kl. Woch.*, 1910, n° 26), sur 60 à 70 reins tuberculeux, n'a jamais trouvé de noyau tuberculeux cicatrisé, bien qu'il ait examiné des fragments provenant des portions du rein en apparence saines.

Kapsammer, par contre, dit qu'on trouve parfois des processus de guérison comme des noyaux de sclérose, nvahissement par le tissu graisseux, transformation calcaire ; mais, toujours à côté de ces foyers en voie de guérison, on en trouve d'autres en voie de développement.

Péchère, enfin *(Société des Sc. nat. de Brux.*, 1903), a présenté des coupes de tumeurs fibreuses dures du volume d'un gros pois, trouvés dans un rein, provenant d'un homme tuberculeux qui, pendant un long séjour à l'hôpital, n'avait pas présenté des signes de néphrite. Péchère interprète ces formations dans le sens d'anciens tubercules en voie de transformation, et en donne pour preuve la présence de cellules géantes enserrées dans un reticulum de fibres conjonctives.

Faits cliniques. — C'est ici surtout que nous devons être exigeants, et ne pas accepter les faits allégués qui sont dépourvus d'une vérification instrumentale appropriée, et donnant la plus grande certitude possible.

En France, Le Fur *(Congrès d'Urol.*, 1904) dit avoir observé des cas de guérison. Il dit, p. 576, qu'il observe un malade n'ayant plus de pus ni de bacilles dans l'urine. Cette observation serait plus concluante, si nous étions renseignés sur l'état du rein; sur le mode de recherche des bacilles; d'ailleurs, la disparition momentanée des bacilles de Koch n'est pas une preuve suffisante de guérison.

On a cité diverses observations de guérison dues à Le Dentu, Israël, Tilden, Brown, mais elles n'ont pas résisté à la critique qui en a été faite par Brougersma.

Schuller *(Semaine Méd.*, 1905, p. 591) cite deux cas de guérison durant depuis 13 et 8 ans. D'après le résumé que nous avons pu en lire, aucun examen rénal n'a été fait ni avant, ni après la guérison.

Péchère *(Journal Médic. de Bruxelles*, 29 juin
1905) rapporte deux exemples dont on ne saurait nier
la valeur, de tuberculose à allures de néphrite plus ou
moins aiguë avec hématies, leucocytes, bacilles de
Koch dans l'urine. L'un est guéri depuis 6 ans,
l'autre depuis 3 ans, et Péchère ajoute que, si l'on
n'admet pas la guérison de la tuberculose rénale
ouverte, c'est parce qu'on ne la diagnostique pas assez
près de son début.

Le fait clinique qui est peut-être le plus probant de
la littérature est dû à Wildbolz. Il mérite d'être
reproduit tel que cet auteur l'a rapporté au *Congrès
allemand d'Urol.*, 1911.

« La malade est âgée de vingt-huit ans, femme de
« chambre. Elle a une cystite au printemps de 1906 :
« urine trouble, miction douloureuse, envie d'uriner
« tous les quarts d'heure. Peu de mois après, la
« recherche du bacille de Koch est positive. Je la
« vérifie en août de la même année. Au cystoscope :
« vessie congestionnée d'une façon diffuse, sans ulcé-
« rations, sans enduit. Les orifices urétéraux sont nor-
« maux. L'indigo est éliminé des deux côtés, dix mi-
« nutes après l'injection, d'une façon intense. Le
« cathétérisme urétéral donne : à gauche, urine avec
« traces d'albumine = 1 gr. 4 sans pus ; à droite, urine
« trouble avec pas mal d'albumine = 1 gr. 2, palpation
« des reins normale. Comme le rein tuberculeux
« paraît encore presque normal, je conseillai le trai-
« tement conservateur (tuberculine et créosote). La
« malade se contenta de faire un séjour de plusieurs
« mois à la campagne et refusa tout traitement.

« Deux ans après, à l'occasion d'un avortement,
« examen de l'urine par un gynécologue : l'urine fut
« trouvée normale. Il en fut de même pour l'analyse
« faite par son médecin ordinaire. La malade n'eut
« plus jamais de fatigue vésicale.

« Je revois la malade en avril 1911, cinq ans après
« mon premier examen. Elle a un bon aspect, se sent
« bien et est capable de travailler. L'urine recueillie
« à la sonde est absolument limpide, sans traces
« d'albumine, sans leucocytes dans le culot de centri-
« fugation. L'inoculation est négative. Au cystoscope
« la vessie est normale. L'indigo est sécrété des deux
« côtés d'une façon normale. La malade refuse la
« séparation des urines qui seule eût pu nous donner
« des renseignements exacts sur le fonctionnement
« des reins. »

Et Wildbolz conclut : « Autant que cela est pos-
« sible par l'examen clinique, la démonstration est
« faite, pour ce cas, d'une guérison réelle de la tuber-
« culose rénale. Elle est, certes, d'une durée encore
« indéterminée ; mais depuis trois ans l'urine est nor-
« male : elle n'a cependant été vraiment examinée et
« vérifiée telle que depuis un an. »

Nous devons mentionner d'une façon spéciale un
mode de guérison spontanée de la tuberculose rénale,
guérison apparente celle-ci, nous voulons parler de
l'exclusion du rein tuberculeux.

On conçoit combien cette évolution de la tuberculose rénale peut en imposer pour une guérison,
surtout quand le rein fermé prend la forme du rein

caséeux atrophié. Alors, les symptômes vésicaux finissent par disparaître, la palpation des reins ne révèle rien d'anormal, l'urine peut redevenir claire et si la résorption des produits toxiques du rein fermé ne produit pas d'altération de l'état général, si enfin on néglige les procédés de vérification du fonctionnement individuel des reins (cathétérisme uretéral ou séparation endovésicale), on est porté à croire à une guérison spontanée réelle de la tuberculose rénale.

Et ce processus de guérison n'est pas rare, puisque Hallé, sur 103 pièces anatomiques de tuberculose rénale du musée Necker, a trouvé 26 reins arrivés à la période de kyste caséeux avec un uretère oblitéré pour 16, et simplement rétréci pour 10, ce qui donne une proportion de 25 pour 100.

Les observations publiées en sont relativement nombreuses. La thèse de Marc (Lyon, 1910) en a colligé un certain nombre.

M. Rafin en a publié quelques cas dans la thèse de Reynaud (Lyon, 1906), et nous en avons donnés plus haut.

Dans tous ces cas, la nature reproduit ce que fait le chirurgien, avec une différence, toutefois, qui est toute en faveur de la néphrectomie chirurgicale primitive. En effet, quand le rein arrive à s'exclure, c'est en général assez tardivement, et après avoir contaminé les voies urinaires inférieures, et répandu dans tout l'organisme des toxines nocives, alors que le chirurgien s'efforce de prévenir, par la même opération mais plus hâtive, ce retentissement fâcheux de la lésion sur l'organisme tout entier.

CHAPITRE III

CAUSES DE LA MORT

La tuberculose d'un rein constitue-t-elle un danger pour l'autre?

L'étude des causes de la mort chez les tuberculeux rénaux non opérés, est de nature à nous éclairer sur une importante question qu'on peut formuler ainsi : Quel est le danger que constitue un rein tuberculeux, pour l'organisme en général, pour les poumons et l'autre rein en particulier? On conçoit l'importance de cette question, quand on veut apprécier la valeur du traitement chirurgical précoce de la tuberculose rénale unilatérale.

Si, en effet, il est prouvé qu'on peut impunément, pour son congénère, pour les poumons, garder dans l'organisme un foyer d'infection, comme l'est un rein tuberculeux, on n'a plus le droit de prétendre que la néphrectomie s'impose dans le traitement de la tuberculose rénale ; on peut, tout au plus, dire qu'elle est un luxe dont on peut se passer sans inconvénients, et qu'il n'est pas prudent de se permettre, au prix des dangers inhérents à une opération relativement grave.

Nous étudierons donc, dans ce chapitre, les statistiques jusqu'ici publiées, plus celle de notre maître, au point de vue des causes qui ont amené la mort. Puis, à l'aide de documents d'un autre ordre, nous chercherons à élucider la question plus générale du danger que constitue pour son congénère et pour l'organisme la conservation d'un rein tuberculeux.

Statistiques. — Ekehorn, cité par Wildbolz (rapp. au *Cong. all. d'Urol.*, 1911), dit que pour ses décédés, au nombre de 15 dans sa statistique, la tuberculose rénale a été la cause du décès de 14 d'entre eux. Un seul était mort d'affection intercurrente.

Wildbolz, dans le même rapport, étudiant la statistique faite à l'aide du referendum qu'il avait adressé aux médecins suisses, dit que, sur 18 malades ayant vécu plus de 8 ans avec la tuberculose rénale, un seul est mort d'affection intercurrente. Pour les 17 autres, la tuberculose rénale fut la cause de la mort par urémie ou perforation d'un rein entièrement suppuré.

Pour les 200 qui n'ont pas survécu 8 ans, les médecins n'ont pas toujours fourni des renseignements exacts sur les causes du décès ; mais il semble bien qu'un tout petit nombre seulement ait succombé à une maladie intercurrente. Le plus grand nombre est mort des suites directes de leur tuberculose urinaire (marasme, urémie), beaucoup de phtisie ou de tuberculose généralisée.

Sur 63 malades d'Hottinger, 48 sont morts et tous de tuberculose.

Dans la statistique personnelle de Wildbolz, 34 malades sont morts : « A l'exception de deux, dit-il, tous
« sont morts des suites directes de la tuberculose
« rénale. L'un de ces deux est mort de pneumonie
« grippale, deux ans et demi après le début de la tuber-
« culose rénale ; l'autre, de myocardite et embolie,
« neuf ans après le début de son affection. Celui-ci, au
« cours de ses trois dernières années, n'avait eu aucune
« manifestation morbide. A l'autopsie, l'un des reins
« était totalement calcifié, son uretère était oblitéré
« sur une longue étendue ; la vessie, auparavant tuber-
« culeuse, était complètement guérie (même à l'examen
« histologique). Le deuxième rein contenait un kyste
« gros comme le poing, avec contenu fibrineux, sans
« signes de tuberculose. C'est là un cas de guérison
« spontanée, dans lequel le rein guéri, c'est-à-dire
« totalement fermé et calcifié, n'a eu aucun rapport
« probable avec la myocardite, cause de la mort. »

Dans la statistique de M. Rafin, nous avons pu être fixé sur les causes de la mort de 74 malades, sur 104 décès qu'elle comporte. Pour 30, la cause est restée inconnue, faute de renseignements précis.

Nous avons réuni, dans le tableau ci-dessous, ces

données sur les causes de la mort, en les classant par ordre de fréquence.

Causes de la mort.

Causes de la mort	Nombre de décès	Pourcentage	Numéros des observations
		%	
Cachexie tuberculeuse.	25	33,7	86, 92, 98, 99, 100, 101, 106, 112, 116, 117, 124, 129, 137, 149, 150, 156, 163, 164, 165, 166, 170, 172, 175, 177, 188.
Tuberculose rénale sans autre localisation	11	14,8	88, 94, 96, 122, 125, 140, 159, 168, 174, 176, 179.
Tuberculose généralisée, granulie.	13	17,5	90, 91, 104, 108, 118, 128, 141, 147, 153, 155, 182, 181, 163.
Tuberculose pulmonaire et laryngée.	15	20	86, 95, 102, 107, 111, 113, 120, 121, 142, 144, 148, 175, 176, 186, 187.
Méningite	6	8	85, 130, 132, 151, 181, 162.
Pneumonie . . .	1	1,5	185.
Cancer de l'estomac.	1	1,5	136.
Mort subite . . .	1	1,5	119.
Péritonite	1	1,5	158.

On voit, par la simple lecture de ce tableau, que 4 malades, sur 74, c'est-à-dire 6 pour 100, sont morts d'affection intercurrente non tuberculeuse ; tous les autres, soit 94 pour 100, sont morts des suites de leur tuberculose génito-urinaire.

De toutes ces statistiques, il résulte que la tuberculose rénale est grave et cause la mort du plus grand nombre de ceux qui en sont atteints, soit par généralisation plus ou moins rapide de la tuberculose, soit par propagation du processus tuberculeux à l'un des organes essentiels à la vie : poumon, méninges, l'autre rein, etc.

Dans toutes les statistiques, l'insuffisance rénale est mentionnée comme une cause importante de mortalité. Aussi voudrions-nous compléter cette esquisse des causes de la mort chez les tuberculeux rénaux, par l'étude du danger que fait courir un rein tuberculeux à son congénère. Ces considérations un peu théoriques ne cadreront sans doute pas très bien avec l'ensemble de notre thèse, qui est plutôt un recueil de faits qu'un plaidoyer d'idées en faveur de la néphrectomie pour tuberculose. Nous aurons cependant à donner quelques arguments d'une portée plus pratique et quelques statistiques viendront, en terminant, nous remettre sur le vrai terrain, le terrain des faits, où nous nous étions placé tout d'abord.

De nombreux travaux ont été déjà consacrés à cette question capitale pour établir la légitimité du traitement chirurgical de la tuberculose rénale unilatérale. Elle a fait, en particulier, l'objet de la thèse de Maugeais (Paris, 1908, *De l'action d'un rein malade sur le rein du côté opposé*).

Les lésions que l'on trouve sur le rein adelphe peuvent être tuberculeuses ou non tuberculeuses. On peut distinguer les unes des autres, en se basant sur les caractères suivants : Pour les lésions non folliculaires, limpidité des urines, pas de pus ou quelques leucocytes seulement, bonne épreuve fonctionnelle, bonne teneur en urée, à moins qu'on ne soit en présence de lésions de néphrite très grave, pas de bacilles, inoculations négatives.

Pour les lésions tuberculeuses, on le conçoit, ce sout des caractères contraires, à des degrés divers.

Polyurie. — On trouve souvent de la *polyurie.* Albarran *(Lésions du rein opposé dans la tuberculose rénale unilatérale) (Ann. Guyon*, 1908, p. 80), l'attribue non pas seulement à la diminution de la quantité d'urine sécrétée par le rein malade, d'où résulte une polyurie compensatrice, mais à une lésion réelle du rein, se traduisant fréquemment par un certain degré d'albuminurie.

Albuminurie. — Rien, d'ailleurs, n'est plus difficile et plus sujet à caution que l'appréciation de cette albuminurie. Ch.-L. Gauthier *(Revue clinique d'Urologie*, janvier 1912) prétend que la seule présence de la sonde suffirait à provoquer une albuminurie importante ; aussi estime-t-il que la recherche de l'albumine dans les urines, divisées par cathétérisme urétéral, n'a pas de signification.

Cette conclusion paraît excessive. S'il est vrai qu'à la fin d'un examen, les derniers centimètres cubes d'urine contiennent à peu près toujours de l'albuminurie due aux globules rouges, il n'en est certes pas de même pour les deux ou trois premiers centimètres cubes qui s'écoulent par la sonde urétérale. A ce moment-là, en effet, le traumatisme est réduit à son minimum, et si vraiment on trouve une albuminurie importante, il est plus rationnel, semble-t-il, de l'attribuer à une lésion rénale qu'au traumatisme ou à la présence de la sonde.

Albarran (p. 86) a pu prétendre que, dans la majorité des cas, on ne trouve pas d'albumine du côté sain. On peut en trouver des traces : 10-15 centigrammes par litre, d'autres fois jusqu'à 80 centigrammes et 1 gramme par litre.

Cette albuminurie peut être transitoire et disparaître après l'opération, ou persister longtemps après qu'on l'a constatée une première fois.

A côté de ces albuminuries simples, on peut trouver des lésions de véritable néphrite parenchymateuse ou hydropique, à évolution lente ou rapide, et aussi, comme le prouve le cas de Bret, de la néphrite interstitielle.

Les observations de Gallavardin et Rebattu, et l'observation de Paviot et Delachanal sont à ce point de vue très probantes, à cause de leur examen histologique ultérieur : elles relatent des tuberculoses rénales fermées s'accompagnant de néphrite de l'autre rein.

Il est assez difficile, d'ailleurs, sur le simple vu d'une albuminurie, de distinguer la néphrite vraie de l'albuminurie simple et transitoire. Dans un cas d'Albarran, rien ne pouvait faire prévoir l'évolution rapide de la néphrite qui emporta le malade. Dans deux autres cas, il avait pu soupçonner la lésion par l'existence des œdèmes et d'une polyurie excessive, enfin par l'absence d'élimination de la phloridzine.

D'après Wildbolz *(Congrès d'Urol.* 1911), ces lésions, non tuberculeuses de l'autre rein ne sont pas très fréquentes, et on doit s'attacher beaucoup plus à dépister les lésions tuberculeuses. Celles-ci sont évidemment plus fréquentes, mais il n'est cependant pas rare de trouver l'autre rein complètement sain.

Maugeais, dans sa thèse, fait une étude expérimentale et clinique du mode d'action du rein malade sur le rein opposé.

Il tuberculise un rein chez le lapin et il observe une tendance, à la longue, à faire de la polyurie et constamment une légère albuminurie.

Sur 8 lapins ainsi inoculés, il ne trouve que deux fois des lésions tuberculeuses de l'autre rein. Dans les 6 autres cas, le rein non inoculé est examiné au microscope. Cet examen révèle des lésions légères, mais constantes et diffuses. Ces lésions portent sur l'épithélium des tubes contournés, dont par endroits on ne reconnaît que difficilement les éléments constituants. Il n'y a pas de cylindres à l'intérieur des tubes. Parfois, une légère congestion glomérulaire sans réaction périglomérulaire. Enfin, dans quelques cas, une légère infiltration leucocytaire intertubulaire, sans lésions scléreuses interstitielles nettes.

Les vaisseaux présentent un peu d'endartérite et de périartérite.

Ces lésions sont assez minimes pour que Maugeais puisse conclure que le rein opposé dans la tuberculose rénale unilatérale est très peu touché, contrairement à ce qu'on observe pour les autres infections, ce qui semblerait indiquer que les poisons tuberculeux sont moins virulents et moins nocifs que les toxines des microbes de la suppuration banale.

Outre son expérimentation, Maugeais a étudié à ce point de vue cinq tuberculeux rénaux. Il a pu, dans ces cinq cas, se convaincre par le cathétérisme urétéral du bon fonctionnement du rein. Seule, une légère albuminurie traduit un léger degré de souffrance de l'organe.

De ces faits, il conclut que la tuberculose rénale

unilatérale retentit très peu sur le rein du côté opposé,
et la légère albuminurie que l'on trouve fréquemment
semble due à l'élimination des toxines tuberculeuses et
n'indique nullement une localisation secondaire de la
tuberculose.

Ces expériences, qui sont du plus haut intérêt,
manquent cependant, nous semble-t-il, d'un contrôle
que nous aurions aimé y trouver : l'inoculation. Jamais,
en effet, n'a été pratiqué, ou du moins n'est-il jamais
mentionné, ce contrôle expérimental qui devient cependant de plus en plus précieux, nous dirions volontiers
presque indispensable pour le diagnostic de la tuberculose.

Peut-être aussi pourrait-on objecter à Maugeais que,
s'il n'a trouvé de tuberculose de l'autre rein que deux
fois sur huit pour ses lapins et s'il ne la diagnostique
pas chez les cinq sujets examinés, c'est qu'il n'a pas
observé ses lapins et ses malades pendant un temps
suffisant, car, à ce sujet, plus que partout ailleurs, il
faut savoir attendre, et on ne peut jamais affirmer
qu'un rein pouvant être considéré comme sain aujour-
d'hui ne présentera pas, à brève échéance, des lésions
indiscutables.

Et, en effet, on ne peut pas ne pas être frappé, quand
on étudie cette question, de trois ordres de faits,
révélés par les statistiques, et qui tendent bien à
prouver que la tuberculose d'un rein favorise singulièrement le développement de l'infection tuberculeuse
dans l'autre et que, par conséquent, il n'est pas absolument sans danger pour le rein opposé de laisser à elle-
même l'évolution d'une tuberculose rénale unilatérale.

Et d'abord, comme en font foi les statistiques rapportées par Israël dans son rapport au Congrès allemand d'Urologie (1911), on trouve plus de bilatéraux chez les tuberculeux rénaux sans autre localisation qu'on ne trouve de tuberculeux rénaux chez des tuberculeux pulmonaires par exemple ; ce qui prouve bien que l'infection du rein est plus fréquente par le mécanisme réno-rénal que par le mécanisme pulmo-rénal, si l'on veut bien nous pardonner ce néologisme emprunté d'ailleurs à Israël lui-même. Cet auteur rapporte, en effet, plusieurs statistiques.

D'après Morris, il y aurait 10 pour 100 de tuberculeux rénaux bilatéraux devenus tels sans foyer tuberculeux extra-rénal.

D'après Shemeyer, il y en aurait 33 pour 100. En prenant une moyenne, nous obtenons 21,5 pour 100.

D'autre part, parmi les tuberculeux pulmonaires autopsiés, Cunningham trouve 2,9 pour 100 de tuberculeux rénaux. Frierichs en trouve 6 pour 100, ce qui nous donne une moyenne de 4,45 pour 100.

Il y a donc 21,5 pour 100 de tuberculeux rénaux bilatéraux sans foyer extra-rénal, contre 4,45 pour 100 de tuberculoses rénales coexistant avec des tuberculoses pulmonaires, d'où découle la conclusion que le transport des bacilles d'un rein sur l'autre survient cinq fois plus fréquemment que le transport des bacilles d'un foyer extra-rénal, les poumons en particulier, sur l'organe excréteur de l'urine.

Le deuxième fait auquel nous ferons appel en passant seulement, car il sera exposé plus au long dans la seconde partie de notre thèse avec les avantages de la néphrectomie, est le suivant : la suppression d'un rein malade diminue en fait les chances d'infection du rein opposé.

Nous ne retiendrons pour le moment que les chiffres d'Israël et de Wildbolz.

Wildbolz a fait 125 néphrectomies pour tuberculose. Pour 3 seulement, c'est-à-dire 2,4 pour 100, la tuberculose de l'autre rein peut être suspectée. Et encore le cathétérisme n'ayant pas été fait, cette opinion repose sur la sensibilité spontanée et provoquée du rein restant et l'élimination à l'indigo. Aucun n'a de symptômes urémiques. L'état général n'est altéré que chez un seul qui a de nombreux foyers de tuberculose génitale et osseuse.

Parmi les morts, deux seulement présentaient des signes de tuberculose secondaire de l'autre rein, sans que cela ait été la cause de la mort.

Pour Israël, la fréquence de l'infection tuberculeuse de l'autre rein après l'opération atteint seulement 1,6 pour 100. Et en admettant que tous les cas de tuberculose rénale observés après l'opération et non diagnostiqués bilatéraux avant la néphrectomie soient devenus tuberculeux depuis, il ne trouve que 2,6 pour 100 de tuberculose post-opératoire, chiffre nettement inférieur au plus faible chiffre des infections bacillaires réno-rénales.

Il va même plus loin et prétend que, si on admet la supposition toute gratuite que tous les néphrectomisés pour tuberculose unilatérale qui, plus de six mois après l'opération, présentent encore des bacilles dans l'urine, ont subi un envahissement post-opératoire de l'autre rein, on trouve toujours seulement 17,6 pour 100 de tuberculose récente, contre 65 pour 100 de tuberculose rénale bilatérale trouvée à l'autopsie des malades non opérés.

Ces chiffres plaident donc bien en faveur de cette opinion que l'ablation d'un rein diminue le danger d'envahissement du second.

Enfin, pour clore cette série de preuves matérielles, nous voudrions donner deux groupes de statistiques comparés : celles des bilatéraux trouvés à l'autopsie et celles des bilatéraux reconnus en clinique.

Statistiques basées sur les autopsies.

Nom d'auteur	Nombre des autopsies	Bilaté- raux	Pourcen- tage %	Unilaté- raux	Pourcen- tage %
Steinthal	24	12	50	12	50
Roberts.	32	19	59,3	13	40,6
Gaultier.	51	29	56,8	22	43,1
Dickinson	95	47	49,4	48	50,5
Morris	15	7	46,6	8	53,3
Guyon	12	4	33,3	8	66,6
Vigneron	36	17	47,25	19	52,75
Albarran . . . . (d'après Pousson)	69	16	23,2	53	76,8
Hallé et Motz . . .	131	42	32,1	89	67,9
Kapsaumer. . . .	191	124	64,9	67	35,1
Total. . .	669	311	47,9	348	52,1

Statistiques cliniques.

Nom d'auteur	Nombre d'observations	Bilaté- raux	Pourcen- tage %	Unilaté- raux	Pourcen- tage %
Israël	»	»	»	»	88
Kronlein	88	4	4,5	84	95,5
Hottinger	79	10	12,6	69	87,3
Albarran . . . . (d'après Maugeais)	129	24	18,6	105	81,3
Kapsaumer. . . .	62	14	22,5	48	77,4
Wildbolz	»	»	17,1	»	»
Desnos et Minet. .	120	18	15	102	85
Total. . .	478	70	14,6	408	85,9

De la simple lecture de ces deux tableaux, il nous semble qu'on doit tirer la conclusion suivante : laissée à elle-même, la tuberculose rénale unilatérale évolue vers la bilatéralité. En effet, pour 14,6 pour 100 de bilatéraux que nous trouvons à l'examen clinique, nous en trouvons 47,9 pour 100 à l'autopsie, tandis que le nombre des unilatéraux diminue d'autant et passe de 85,9 pour 100 à 52,1 pour 100.

Toutefois, ces statistiques ne sont pas à l'abri de toute critique. Il est bon notamment de remarquer que quelques bilatéraux peuvent passer inaperçus à l'examen clinique, soit que les lésions du second rein soient tout à fait minimes, soit que les moyens d'exploration appropriés à un diagnostic précis n'aient pas été employés.

Quoi qu'il en soit, nous croyons que cette réserve ne saurait modifier d'une façon sensible les résultats.

———

CHAPITRE IV

RÉSULTATS DU TRAITEMENT SPÉCIFIQUE DE LA TUBERCULOSE RÉNALE

Dans tout ce qui précède, nous n'avons considéré que la tuberculose rénale traitée par le traitement médical général, qui repose sur le trépied diététique suivant : repos, aérothérapie, alimentation.

Mais il nous semble qu'il y aurait une lacune à ne pas parler du traitement dit spécifique de la tuberculose rénale, par les tuberculines, les sérums, les corps immunisants.

Il y bien peu de temps que ces méthodes sont employées, et cependant on leur attribue déjà des cures merveilleuses. Ce sont ces résultats que nous voudrions analyser.

Guyon et Albarran ont expérimenté sans succès l'ancienne tuberculine de Koch, dans la tuberculose urinaire. Cette tentative, relatée dans les *Annales de Guyon*, 1891, p. 65, est restée sans écho pendant un certain nombre d'années. Elle a été renouvelée surtout depuis deux ans et le point de départ en a été dans deux publications : l'une de Mantoux *(Presse Médicale,*

21 septembre 1910), l'autre de Castaigne *(Journal Médical Français*, 15 octobre 1910).

A propos de l'observation d'un malade *considérablement amélioré* par la tuberculine, mais mort depuis de sa lésion rénale, Mantoux réunit 70 observations ·de malades ainsi traités pour lesquels il donne le pourcentage suivant :

Guéris	33 p. 100
Très améliorés. . .	48 —
Stationnaires . . .	11 —
Morts.	8 —

6 des 33 sujets améliorés et 11 des 25 guéris sont expressément désignés comme atteints de tuberculose rénale.

· Ces résultats ·vont tellement à l'encontre des idées actuelles, que M. Rafin a jugé indispensable de vérifier aux sources mêmes la réalité de ces guérisons. Il a bien voulu nous permettre de nous servir de ses notes à ce sujet[1].

Mantoux rapporte deux observations de Pielicke *(IIe Cong. all. d'Urol.*, 1909, p. 326). Pour l'une, il s'agit d'une tuberculose rénale unilatérale. L'urine, après le traitement tuberculinique, redevient limpide. Mais il n'est pas fait d'examen en vue de déterminer le fonctionnement du rein. Dans l'autre, il ne trouve plus de bacilles dans l'urine qui reste légèrement trouble et il n'est pas fait mention d'inoculation.

---

[1] Un travail critique analogue a été fait par L. Bernard et Heitz-Boyer dans leur rapport au dernier Congrès d'Urologie. Les conclusions des auteurs sont analogues aux nôtres.

Les observations de Lenhartz (Assoc. des Médecins et Naturalistes allemands, *Wiener klin. Woch.*, 1907, n° 43, p. 1343) ne sont pas détaillées ; il est donc impossible de les discuter.

Pardoe *(the Lancet,* 1905, p. 1766) parle prudemment de guérison apparente, pour 5 cas sur 25 traités par la tuberculine.

Rosenfeld *(Zentralblatt f. Chir.,* 1904, p. 1054) donne une observation où il n'est fait mention d'un examen rénal ni avant ni après le traitement.

Fenwick *(Brit. Med. Journal,* 28 mars 1904) conseille la néphrectomie dès que le cystoscope montre des lésions urétérales.

Roger Lee *(Boston Med. and. Surgic. Journ.,* 7 mai 1908) ne rapporte aucune guérison.

Krüger *(Centralblatt für die Krank. der Harn und Sen.,* 1903, p. 237) donne deux cas d'amélioration d'une tuberculose vésicale après la néphrectomie.

Roerig *(Centralblatt für die Krank....,* 1901, p. 27) publie un cas de tuberculose de la vessie où l'urine devint limpide comme du cristal ; mais ici encore, pas d'examen rénal.

De Keersmœker *(Centralblatt für die Krank...,* 1906, p. 473) donne des cas d'amélioration (mais qui n'a pas observé des périodes de répit dans l'évolution d'une tuberculose rénale ?) et trois cas de guérison. Mais ici, aucune inoculation de contrôle, ni avant ni après le traitement, de telle façon qu'on peut dire que le diagnostic et la guérison de ces tuberculoses n'ont pas été établis d'une façon formelle.

Les observations de Sahli *(Tuberculinbehandlung*

und Tuberculose Immunitat, Bâle, 1910) ne sont pas détaillées, et il se contente d'affirmer la guérison clinique dans des cas où la lésion de la vessie ou des reins est peu avancée.

Leadham Green *(Zeit. f. Urol.*, 1909, p. 381) donne trois observations intéressantes d'enfants porteurs de lésions minimes avec intégrité de la fonction rénale. Ces enfants traités par la tuberculine sont guéris depuis 18 mois, 1 an, 3 ans. Pour un seul, l'inoculation a été faite en vue de vérifier la guérison. L'auteur réclame d'ailleurs l'épreuve du temps pour confirmer celle-ci.

Dans le cas le plus démonstratif de Karo *(Med. klin. Woch.*, 1909, p. 1890) il n'est pas spécifié d'examen rénal et il n'est pas question d'inoculation. Du reste Karo ajoute que ce cas doit être surveillé en vue de la récidive.

Enfin Birbaun *(Centralblatt f. Gyn.*, 1907, p. 1174) donne quatre observations de tuberculose rénale traitée par la nouvelle tuberculine. Mais il n'affirme la guérison que pour un seul cas, et n'explique nullement comment il a fait le diagnostic de la lésion, pas plus que la constatation de la guérison.

Ce court résumé permet néanmoins de préciser ce qu'il faut penser des prétendues guérisons et améliorations que relate Mantoux.

Castaigne *(le Journal Médical Français*, 15 octobre 1910) donne une série d'observations, parmi lesquelles un cas de Teissier (commun. au *XIe Congrés de Méd. franç.*, Paris, 1910) de tuberculose bilatérale des reins dans lequel on vient encore de trouver des bacilles, alors qu'ils avaient disparu depuis de longs mois.

Depuis, Leclerc-Dandoy *(Rev. clin. d'Urol.*, janvier 1912) a publié des observations de tuberculose urinaire traitée par le bouillon de Denys. Ces observations très intéressantes ont le défaut de ne pas préciser la localisation de l'affection avant le traitement et de ne pas démontrer la conservation de la fonction après celui-ci.

La question a été discutée au *Congrès allemand d'Urologie*, septembre 1911. Quelques auteurs ont déclaré n'avoir jamais observé de guérison complète (Bachract, Hock, Max Roth). Pour d'autres, la tuberculine procure des améliorations.

Israël n'a pas d'observations de guérison définitive et son expérience lui a montré qu'après un long traitement tuberculinique la maladie reprend son cours.

Wildbolz a soumis trente et un cas de tuberculose rénale au traitement par la tuberculine. Aucun de ces malades n'a été guéri d'une façon durable. Presque tous ont bénéficié d'une amélioration de l'état général. Il n'a pas eu d'accidents à regretter, aussi ne voit-il pas d'inconvénient à l'essayer, malgré ses insuccès, pour les cas peu avancés. Parmi les cas d'amélioration, Wildbolz *(Berlin. klin. Woch.*, 1910, n° 22) en mentionne un qui est typique. L'urine, trouble d'abord et contenant des bacilles, devint limpide et exempte de bacilles et demeura telle pendant trois ans. Après quoi, elle redevint trouble et dans le rein enlevé on trouva plusieurs cavernes atteignant jusqu'au volume d'une noix.

Dans leur rapport au *VIIe Congrès International contre la Tuberculose*, Rome, 1912, Teissier et Arloing rapportent l'observation d'une malade atteinte de tuberculose rénale, traitée par la bactériolysine. Prudemment, ils qualifient le résultat obtenu de guérison apparente, et cette prudence est d'autant plus nécessaire que cette même malade a déjà présenté antérieurement une accalmie du processus tuberculeux avec clarification des urines et disparition des bacilles, suivie d'une nouvelle poussée avec réapparition du pus et des bacilles de Koch. Du reste, ces auteurs concluent à la néphrectomie pour les tuberculoses unilatérales confirmées et parfois même pour les bilatérales. Ils conseillent seulement la bactériolysine dans la tuberculose bilatérale à titre d'essai loyal pendant trois à six mois au maximum, dans les tuberculoses unilatérales au début et enfin après la néphrectomie, dans l'espoir de préserver l'autre rein ou de modifier les lésions vésicales.

Dans les observations de notre maître, nous avons trouvé deux cas où le traitement spécifique a été appliqué avec assez de méthode pour que nous puissions faire état des résultats qu'il a donnés. Ces deux malades étaient porteurs de lésions bilatérales. L'un a été traité par les injections sous-cutanées de tuberculine de Beraneck, l'autre par la tuberculine de Koch (T. R.).

Ces deux observations de malades assez minutieusement suivies ne permettent pas d'affirmer la guérison de la tuberculose rénale par la tuberculine.

En résumé, il résulte de ces recherches que de nombreux cas d'accalmie se produisent avec le traitement tuberculinique. Mais on ne doit pas perdre de vue les accalmies au moins aussi nombreuses observées dans le cours de cette affection en dehors de tout traitement.

Dans tous les cas, il existe une divergence telle, entre les partisans et les adversaires de la méthode spécifique, que nous sommes en droit d'exiger, des auteurs qui affirment la guérison d'une tuberculose rénale ulcéreuse suppurée, des observations complètes. Celles-ci doivent indiquer la localisation précise des lésions avant le traitement et après lui, la constatation des cicatrices de guérison, soit sur des pièces opératoires, soit sur des pièces d'autopsie, ou bien la preuve, par l'un des procédés actuellement en faveur, de la guérison anatomique avec persistance de la fonction du rein.

Nous croyons qu'une telle observation n'existe pas dans la littérature.

DEUXIÈME PARTIE

ÉVOLUTION DE LA TUBERCULOSE RÉNALE UNILATÉRALE OPÉRÉE

CHAPITRE PREMIER

QUELS SONT LES MALADES QU'ON OPÈRE?

Israël, au début de son rapport au *Congrès allemand d'Urologie*, 1911, sur les résultats éloignés de la néphrectomie pour tuberculose, distingue deux phases successives dans les indications de la néphrectomie.

Dans une première phase, on n'opérait que d'après les indications suivantes : 1° rétention purulente avec fièvre, douleur, amaigrissement ou propagation de la suppuration vers les tissus périnéphrétiques ; 2° coliques fréquentes et violentes ; 3° hématuries profuses. On ne se préoccupait nullement alors de l'influence curative que pourrait avoir la néphrectomie sur les lésions vésicales ; la menace d'infection de l'autre rein n'entrait pas en ligne de compte. La néphrectomie était simplement une opération de nécessité ; suivant l'expression de l'éminent chirurgien berlinois, on obéissait « aux nécessités du moment ».

Depuis quelques années, au contraire, et c'est là la caractéristique de la seconde phase, on n'attend pas que l'opération soit rendue inévitable par la gravité des symptômes rénaux; la découverte des procédés récents d'investigation pour le diagnostic de la tuberculose rénale a eu pour principal résultat de donner à la néphrectomie un caractère d'opération préventive, autant, sinon plus que celui d'opération curative. Etant donné le diagnostic d'une tuberculose rénale certaine, quoique n'entraînant pas d'inconvénients immédiats graves et pouvant même passer inaperçue pour un clinicien non spécialisé, on s'est proposé de prévenir le développement des symptômes cliniques incontestables. On a voulu préserver la vessie encore intacte, ou la guérir si elle était déjà envahie; on s'est donné pour but, enfin, de préserver le deuxième rein, ou de provoquer la régression de ses lésions toxiques.

Il tombe sous le sens que dans la première phase on opérait des malades gravement atteints et qui présentaient des accidents menaçant directement l'existence.

Au contraire, dans la phase nouvelle, outre les malades, encore trop nombreux, qui se présentent au spécialiste avec des lésions très avancées, il y en a d'autres et leur nombre s'accroît, qui, grâce à la diffusion de plus en plus grande chez les médecins des connaissances en matière de tuberculose rénale, sont envoyés au spécialiste à une période moins tardive des lésions de l'arbre urinaire. C'est dans cette clientèle de tuberculeux rénaux, plus ou moins au début, que l'on prend de préférence aujourd'hui les malades à opérer. C'est parmi ceux-là, en effet, que se trouve le plus grand nombre de cas unilatéraux. Si on a pu, dans des cas de tuberculose rénale bilatérale, enlever avec quelque succès le rein le plus malade, ce ne sont là que des exceptions à cette règle de conduite, que nous avons vu suivre assez invariablement à notre maître : les cas bilatéraux ne sont opérés que sur des indications spéciales, qui ne sont autres que les indications anciennes de la néphrectomie.

Dans l'étude que nous ferons de la statistique opératoire de notre maître, nous avons cru que pour la mortalité il ne fallait pas séparer les unilatéraux des bilatéraux, du moins pour ce qui est de la mortalité prochaine, la preuve de l'unilatéralité n'ayant pas eu le contrôle du temps.

Pour ce qui est des survivants, nous ne ferons état que de ceux que nous pourrons à coup sûr considérer comme unilatéraux. Car c'est pour ceux-là surtout qu'est intéressant le problème des avantages de la néphrectomie. Et c'est chez eux que nous étudierons l'influence de l'opération sur la vessie, sur l'état général, l'autre rein, etc. Ce sont eux enfin qui nous donneront les moyens d'une saine appréciation de la persistance de la guérison.

CHAPITRE II

MORTALITÉ OPÉRATOIRE

Les chirurgiens ne sont pas d'accord sur la façon d'apprécier la mortalité opératoire. Pour Israël, il faut compter au passif de l'opération tous les décès survenus dans les six mois qui la suivent. Certains ne comptent comme morts opératoires que celles survenues dans les trois premiers mois ou même dans le mois qui suit l'opération.

D'autres, par contre, étudiant les causes de la mort, interprètent ainsi l'influence de l'acte opératoire sur les décès. Mais ici encore, les divergences ne manquent pas. C'est ainsi que Wildbolz, présentant au *Congrès de l'Association allemande d'Urologie,* en septembre 1911, sa statistique de 139 néphrectomies avec 2,8 pour 100 de mortalité opératoire, déclare ne pas compter deux décès, qui survinrent l'un six, l'autre huit semaine après l'opération, parce que, dit-il, ces malades étaient déjà entrés en convalescence.

Si dans la statistique de notre maître nous considérons la mortalité opératoire sous ces différents aspects, nous arrivons aux résultats suivants :

Mortalité dans le mois qui suit l'opération :

10 décès, soit une mortalité de 6 pour 100.

Mortalité dans les trois premiers mois :

18 décès, soit une mortalité de 10,9 pour 100.

Mortalité dans les six premiers mois :

19 décès, soit 11,5 pour 100.

Le tableau ci-dessous donne les décès survenus dans les six mois qui ont suivi l'opération.

Les pourcentages sont faits par rapport au nombre 165, total actuel des néphrectomies pratiquées.

TABLEAU DES DÉCÈS SURVENUS DANS LES SIX MOIS QUI ONT SUIVI L'OPÉRATION

165 opérés. — 19 décès = 11,4 %

Nombre des décès	Noms	Age	Sexe	Ordre chronologique des observations	Date de l'opération	Procédé d'exploration employé	Etat général avant l'opération	Date de la mort après l'opération	CAUSE DE LA MORT	Etat du rein non opéré, vérifié avant l'opération ou à l'autopsie	Etat des poumons vérifié à l'autopsie ou diagnostiqué avant l'opération
1	N.	28	H.	9	1903	Aucun.	Médiocre.	25 jours.	Tuberculose de l'autre rein et tuberculose pulmonaire.	Autopsie. Tuberculose.	Tuberculose (Autop^sie).
2	K.	32	F.	16	1904	Cath. du rein le plus malade seulement.	Très mauvais.	Le même jour.	Tuberculose de l'autre rein et choc.	Autopsie. Tuberculose.	Diagn. sains non vérif. à l'autop^sie.
3	D.	35	F.	17	1904	Aucun.	Médiocre.	12 jours.	Tubercul. avec fonte caséeuse de l'autre rein. Anurie.	Tubercul. fonte caséeuse.	Diagn. sains.
4	B.	27	F.	20	1904	Cath. du rein sain.	Médiocre.	22 jours.	Tuberculose pulmonaire et intestinale.	Diagnost. sain.	Diagn. tuberculose.
5	T.	59	H.	21	1905	Cath. du rein sain.	Grave.	5 mois.	Cachexie et tubercul. de l'autre rein.	Bilatéralité des lésions.	Pas d'autopsie.
6	G.	33	»	30	1905	Cath. du rein sain.	Assez bon.	27 jours.	Granulie s'étant manifestée immédiatement après l'opération.	Diagn. sain et vérifié à l'autopsie.	Granulie av. foyer anc. à l'autop.
7	B.	23	H.	35	1906	Aucun.	Très mauvais.	25 jours.	Tuberculose de l'autre rein et tuberculose pulmonaire.	Tuber. avancée vérifiée à l'aut. des deux reins.	Diagn. tuberculose.
8	G.	30	F.	59	1907	Cath. urét. du côté moins malade.	Cachexie.	7 jours.	Cachexie : les lésions de l'autre rein étant minimes. Tuberculose pulmonaire.	Légère tuberc. diagn. avant l'op. et vérif. à l'autopsie	Diagn. tuberculose.
9	C.	28	H.	61	1907	Cath. du rein sain.	Médiocre.	13 jours.	Embolie pulmonaire septique.	Néphrite (diag. avant l'opér.)	Embol. septique.
10	P.	46	H.	97	1909	Cath. du rein sain.	Passable.	70 jours.	Malade mort chez lui 2 mois et demi après l'opér. la plaie non fermée, avec fièvre et dysurie (Lésions génitales).	Diagnost. sain.	Sains. Pas d'autopsie.
11	R.	25	F.	107	1910	Cath. et séparations.	Médiocre.	3 mois et 8 jours.	Morte chez elle. Cachexie. La plaie étant guérie.	Diagn. malades tous deux.	Légères lés. Pas d'autopsie.
12	M.	31	H.	115	1910	Cath. du rein sain.	Très médiocre, fièvre 40°.	2 mois.	Granulie probablement antérieure à l'opération.	Diagnost. sain.	Bronchite. Pas d'aut.
13	D.	18	F.	122	1911	Cath. du rein sain.	Médiocre.	3 mois et 5 jours.	Tuberculose généralisée.	Probablement atteint.	Tuberc. en évolut. Pas d'autopsie.
14	M.	33	H.	124	1911	Cath. du rein sain.	Bon.	91 jours.	D'abord pneumonie puis abcès des fosses iliaques, des testicules, avec suppuration profuse, cachexie par infection.	Diagnost. sain mais douteux	Sains. Pas d'autopsie.
15	B.	29	F.	131	1911	Cath. du rein le moins malade.	Mauvais.	77 jours.	Cachexie tuberculeuse.	Diagn. légèrement atteint.	Tuberc. légère. Pas d'autopsie
16	C.	31	H.	134	1911	Cath. du rein sain.	Bon.	Le jour de l'opérat.	Hémorragie post-opératoire.	Diagnost. sain.	Sains. Pas d'autopsie.
17	D.	55	H.	144	1911	Cath. du rein sain.	Bon.	7 jours.	Phlegmon septique à l'aisselle, du côté opéré, la plaie ne présentant rien d'anormal.	Diagnostiqué sain et vérifié à l'autopsie par inocul. du rein.	Sains. (Pas d'aut. des poumons.)
18	E.	36	H.	148	1912	Cath. du rein sain.	Bon.	86 jours.	Urémie, il y avait eu inoculation, tuberculose de la plaie et des hémorragies secondaires.	Diagnostiqué sain.	Sains. (Pas d'aut. des poumons.)
19	M.	39	F.	161	1913	Cath. du rein sain.	Médiocre.	48 jours.	Granulie. (Diplopie dans les derniers jours).	Diagnostiqué sain.	Suspects. pas d'aut. des poum.)

En réalité, pour se rendre compte de la mortalité opératoire, c'est-à-dire de la rançon au prix de laquelle le malade peut acheter sa guérison, il ne faudait tenir compte que des dangers inhérents à l'acte opératoire, des complications post-opératoires et des risques d'aggravation des lésions persistantes.

Agissant ainsi, nous aurions le droit de supprimer :

1° Le décès 1 (obs. 9[1]), la tuberculose du sujet ayant continué à évoluer sans aggravation sensible du fait de l'opération ;

2° Le décès 4 (obs. 16), la plaie opératoire s'étant guérie par première intention, et la malade étant allée mourir chez elle, du fait des lésions tuberculeuses pulmonaires et intestinales préexistantes ;

3° Le décès 10 (obs. 97) : la plaie était en voie de guérison mais le malade souffrait beaucoup de sa vessie ; il quitta l'hôpital et alla mourir chez lui quinze jours après son départ, vraisemblablement de tuberculose généralisée ou de troubles urinaires d'origine génitale, soixante-dix jours après l'opération ;

4° Le décès 11 (obs. 107) n'est nullement imputable à l'opération, la plaie se ferme par première intention ; les deux reins avaient été diagnostiqués malades, et l'opérée alla mourir chez elle ;

5° Le malade de l'observation 115, décès 12, opéré en pleine fièvre pour une forme avec rétention, alla également mourir chez lui, soixante jours après l'opération, d'une granulie existant sans doute déjà ;

---

[1] Les chiffres entre parenthèses indiquent l'ordre chronologique des observations.

6° La malade de l'observation 131, décès 15, guérie de son opération, va mourir chez elle de cachexie tuberculeuse préexistante à l'opération et que celle-ci n'avait pas améliorée.

Expurgée de la sorte, la statistique de M. Rafin se réduit à 12 décès opératoires pour 165 opérations, soit 7,4 pour 100.

Voyons encore de quel poids doivent faire peser sur le plateau les autres décès imputés à la néphrectomie.

Le décès 6 (obs. 30) survenu par granulie doit être mis au compte de l'opération.

Les accidents éclatèrent nettement le jour même de l'opération. Avant celle-ci, le malade n'avait pas de fièvre, il en eut à partir de ce jour. L'opération paraît avoir réveillé les lésions pulmonaires préexistantes qui furent constatées à l'autopsie.

Le décès 9 (obs. 61) est un accident infectieux d'origine opératoire ; embolie pulmonaire septique : mais l'état du sujet était assez mauvais et l'autre rein atteint de néphrite.

Le malade de l'observation 124 (décès 14) eut d'abord des suites normales puis survinrent une pneumonie, des abcès testiculaires, des abcès dans les deux fosses iliaques et il succomba par suite d'infection ; l'intervention a été évidemment la cause déterminante des accidents.

Le décès 16 (obs. 134) est le type de l'accident opératoire. Le malade a succombé à une hémorragie ; la mort est survenue environ quinze heures après l'opération. L'hémorragie est-elle due à une imperfection de la ligature ou à une artère anormale ? Je ne saurais le dire.

Le décès 17 fut causé par un phlegmon septique de l'aisselle du côté opéré. Les accidents infectieux eurent une grande acuité et ne purent être enrayés par le débridement de la région infiltrée d'œdème. Cet accident singulier peut se rattacher à une infection opératoire et par conséquent à quelque faute d'asepsie, puisque le phlegmon se produisit du côté de l'opération. Je dois cependant faire observer que la plaie désunie présentait un aspect tout à fait normal.

Le décès 19 (obs. 161) est dû à la granulie ou à une méningite, mais il n'y a pas eu d'autopsie.

Les décès 2, 3, 7, 8, sont-ils à rapporter à l'opération ?

La malade de l'observation 16 (décès 2) trop affaiblie, atteinte de lésions bilatérales ne put supporter le choc opératoire.

Pour les décès 3 (obs. 17) et 7 (obs. 35), les lésions rénales bilatérales, cause du décès, ne purent être diagnostiquées en raison de l'état vésical qui mit obstacle à toute exploration instrumentale.

Quant au décès 8, il avait été prévu mais on ne crut pas devoir se soustraire à l'obligation de tenter une intervention.

Une analyse serrée des décès montre que ceux-ci furent dus soit au mauvais état général des sujets, soit à des lésions rénales reconnues avant l'opération ou ignorées. En revanche, les cas suivants doivent manifestement être mis au passif de l'opération. Ce sont :

Décès 6 : Poussée de granulie pulmonaire avec foyer ancien, vérifiée à l'autopsie.
Décès 9 : Embolie septique du poumon.

Décès 14 : Accidents infectieux génitaux pelviens.

Décès 16 : Hémorragie post-opératoire.

Décès 17 : Phlegmon septique de l'aisselle.

Décès 18 : Infection tuberculeuse et septique du tissu cellulaire. Hémorragie secondaire. Amélioration apparente. Puis crise douloureuse de l'autre rein et annexe.

Décès 19 : Granulie probable développée à l'occasion de l'opération. Pas d'autopsie.

Soit un total de 7 cas de décès que l'on doit indiscutablement rapporter à l'acte opératoire, ce qui nous donne une mortalité de 4,2 pour 100.

Statistiques diverses. — Israël étudiant la mortalité opératoire de 1.023 néphrectomies, pratiquées par divers chirurgiens allemands, français, etc., y compris la statistique de M. Rafin, trouve pour les six premiers mois une mortalité de 12 pour 100 [1]. Ce chiffre coïncide d'une façon frappante avec celui de la statistique de M. Rafin établie sur les mêmes bases. Cette coïncidence montre bien que les variations dans la proportion de la mortalité opératoire pour les statistiques des divers chirurgiens tiennent surtout à la façon dont cette mortalité est appréciée et, en particulier, aux limites de temps qu'on lui assigne.

Nous devons signaler le groupe de statistiques qu'ont donné Legueu et Chevassu au dernier Congrès de Rome.

Après avoir réuni 23 statistiques, avec un total de

[1] Ces statistiques ont été communiquées à Israël sur sa demande par les chirurgiens suivants : Barth, Bronsgerma Dollinger, Ekelhorn, Fedoroff, Garre, Giordano, Herresco, Hottinger, Illyès, Luys, Makara, Steiner, Nicolich, Pousson, Rafin, Rovsing, Stern, Tuffier, Zuckerkandl.

1.539 néphrectomies pour tuberculose rénale, avec 92 morts opératoires, soit 5,9 pour 100, ces auteurs déclarent que pour l'étude détaillée de ces statistiques ils n'ont pu conserver que celles de 12 chirurgiens avec un total de 708 néphrectomies. Ils rangent parmi les morts opératoires celles qui surviennent dans le mois qui suit la néphrectomie, et ils arrivent au résultat suivant :

43 morts opératoires, c'est-à-dire survenues dans le mois, pour 708 néphrectomies, soit 6,08 pour 100.

Enfin, tout dernièrement, dans un remarquable travail d'ensemble sur la tuberculose rénale, Bœckuel, de Nancy, a réuni une statistique de 2.289 cas avec une mortalité opératoire de 5,8 pour 100.

Aucune de ces statistiques ne répond d'une façon parfaitement adéquate à la situation ; seule une discussion serrée des cas de décès pourrait servir de base à une évaluation rationnelle. Il faudrait, en effet, faire d'abord un pourcentage des décès considérés d'après le temps écoulé depuis l'opération jusqu'au moment où ils sont survenus, un délai-limite étant fixé, six mois, par exemple ; en faire autant pour les décès considérés d'après les causes de la mort, et cela dans chacune des statistiques. En prenant la moyenne de ces différents pourcentages on atteindrait le maximum de précision des résultats.

Mais outre que les statistiques sont souvent muettes sur tel détail important, les références sont souvent trop imprécises ou les observations insuffisamment détaillées pour qu'on puisse s'y reporter en vue d'une discussion utile.

Mortalité opératoire d'après les cas uni- ou bilatéraux.

Si l'on recherche l'influence de la bilatéralité des lésions rénales sur la mortalité opératoire, on peut voir que sur les 18 décès survenus dans les trois premiers mois après l'opération les deux reins étaient atteints dans les cas 1, 3, 7, 10, 14. Pour le décès 7, les lésions diagnostiquées avant l'opération étaient minimes. Dans le cas 8, le rein conservé présentait des lésions de néphrite non granuleuse. La bilatéralité était douteuse dans le cas 12.

Il est à remarquer que les 7 décès que nous avons reconnus comme étant indubitablement dus à l'acte opératoire n'ont frappé que des unilatéraux. Ce qui tient à ce que, parmi les opérés, les unilatéraux sont les plus nombreux et à ce que, parmi les bilatéraux, on n'opère que ceux dont on estime l'autre rein suffisant.

Donc, sur 18 décès, 8 fois le rein opposé était atteint, 1 fois la lésion était douteuse.

Nous signalons seulement ce fait en passant, car, dans l'ignorance du nombre exact des cas unilatéraux et des cas bilatéraux soumis à l'intervention, on ne peut établir un pourcentage. Néanmoins, on remarquera que le nombre des décès chez les malades atteints de lésions bilatérales est le même que chez les unilatéraux. Comme, d'autre part, nous savons que les tuberculoses unilatérales sont plus nombreuses parmi les opérés, on en déduira aisément que la bilatéralité aggrave le pronostic opératoire.

Legueu et Chevassu, dans l'article déjà cité, disent

que des 43 morts opératoires, 3o fois la cause de la
mort est indiquée. Sur ces 3o cas, 12 décès sont dus à
l'insuffisance du rein conservé, mais ils ne distinguen
pas, parmi les lésions qui produisent cette insuffisance,
celles qui sont tuberculeuses de celles qui ne le sont
pas.

Israë let Wildbolz ne distinguent pas les cas unilatéraux des cas bilatéraux pour l'appréciation de la mortalité opératoire.

Mortalité opératoire d'après le sexe.

Sur 18 décès survenus dans les trois premiers mois
après la néphrectomie, nous trouvons :

> 10 hommes, soit 14   o/o.
> 8 femmes,   —   8,8   —

Et il n'est pas sans intérêt de remarquer que tous les
décès liés à l'acte opératoire ont frappé des hommes
seulement.

Si l'on se souvient que le nombre des opérés femmes
est plus considérable que celui des opérés hommes, il
est évident que la néphrectomie est presque deux fois
plus grave chez l'homme que chez la femme.

Et Israël qui a distingué la mortalité opératoire
d'après le sexe est arrivé au même résultat, soit :

> Hommes . . . . 15 o/o.
> Femmes . . . . 8,8 —

Quelle est la raison de cet état de choses ?
Peut-être la plus grande résistance de la femme aux

traumatismes chirurgicaux, résistance souvent cor-
statée, ou bien encore la débilité de l'organisme mas-
culin qui est plus souvent sous le coup d'intoxications
multiples, par l'alcool, le tabac, etc.

Peut-être enfin les lésions génitales, infiniment plus
fréquentes chez l'homme, doivent-elles être invoquées.

M. Rafin (Lésions génitales tuberculeuses considérées au point de vue de la néphrectomie, *Congrès
d'Urol.*, 1909) a montré combien la présence de lésions
génitales est susceptible d'influencer les résultats immédiats et éloignés de la néphrectomie.

Conclusion. — Nous avons pensé que pour avoir
une idée exacte de la mortalité opératoire, considérée
indépendamment de la base sur laquelle on la construit,
il était bon de prendre une moyenne générale des statistiques que nous avons pu trouver.

Nous mettons ainsi côte à côte la statistique d'Israël
et Rafin, par exemple, qui considèrent comme morts
opératoires celles qui se produisent dans les six premiers mois après l'intervention ; celle de Wildbolz qui
ne compte que les morts survenues avant le début de
la convalescence ; celles enfin, multiples, de Legueu et
Chevassu qui donnent la durée d'un mois comme limite
de la mortalité opératoire.

En prenant la moyenne de ces statistiques, nous
sommes arrivé au résultat suivant :

6,4 pour 100 de décès opératoires.

CHAPITRE III

MORTALITÉ ÉLOIGNÉE

Nous comprendrons sous la rubrique de mortalité éloignée ou ultérieure tous les décès survenus après les six premiers mois qui suivent l'opération.

La statistique d'Israël *(Congrès allemand d'Urol.,* 1911) a le même point de départ. Sur les 1.023 observations qu'il a pu colliger, il trouve une mortalité éloignée de 14,2 pour 100. Mais il nous prévient de la distinction qu'il fait entre les morts accidentelles, en dehors de tout lien avec la maladie essentielle, qu'il élimine, et celles qui sont en rapport avec l'affection urinaire persistante ou l'infection tuberculeuse. Et c'est ainsi comprise que la mortalité éloignée est de 14,2 pour 100.

Wildbolz, n'utilisant pour l'étude des résultats éloignés que les cas de malades opérés par lui avant le début de 1911, a un total de 125 néphrectomies. 102, dit-il, sont encore vivants, donc 23 sont morts. Il y a 4 décès opératoires. Nous ne savons pas quelle limite il s'est donnée comme transition entre la mortalité opératoire et la mortalité ultérieure. Quoi qu'il en soit, il reste 19 décès éloignés pour 125 néphrectomies, soit une proportion de 15,2 pour 100.

Il ne donne pas d'autre détail sur la partie mortalité de sa statistique.

Dans l'article de Legueu et Chevassu *(loc. cit.)*, nous lisons :

108 morts tardives pour 708 néphrectomies, soit 15,2 pour 100.

Mous trouvons en outre ici quelques détails intéressants sur les causes de la mort et sur la durée de la survie après l'opération.

Des 108 morts tardives, 91 sont expliquées, 75 sont dues à la tuberculose, soit 82,4 pour 100 des morts connues :

Tuberculose pulmonaire	. . . . .	28
—	de l'autre rein.	17
—	méningée	11
—	généralisée.	11
—	péritonéale.	2
—	non spécifiée	6

Les 16 autres sont expliquées ainsi :

Cachexie	9
Néphrite ou urémie, sans tuberculose .	4
Infection	2
Salpingite	1

Les 108 morts tardives s'observent en majeure partie dans l'année qui suit la néphrectomie, soit :

1re année	68	ou 63 o/o des morts éloignées.
2e —	9	
3e —	8	
4e —	8	
5e —	6	
6e —	2	
7e —	4	
10e —	1	
11e —	1	

Après la première année (sans autre explication), 4.

Et les auteurs concluent que tout néphrectomisé pour tuberculose, qui dépasse un an de survie, ne court que d'assez faibles risques.

Dans la statistique de M. Rafin, il n'y a qu'un malade qui soit décédé plus de six mois et moins d'un an après l'opération. Ce malade (obs. 126), opéré le 11 mars 1911, a succombé le 24 janvier 1912, dix mois et demi après l'opération, par tuberculose pulmonaire préexistante.

Il avait été opéré sans que l'unilatéralité de l'affection eût été démontrée. En raison de la persistance des lésions vésicales, aucun contrôle précis n'a pu être fait après l'opération.

Cette observation intéressante a été communiquée par M. Rafin au XV⁰ Congrès de l'Association française d'Urologie, en octobre 1911, sous le titre : *Reflux de l'urine par l'uretère après la néphrectomie.*

Tous les autres décès éloignés sont survenus plus d'un an après l'opération. Nous les avons réunis en un tableau (p. 92-93) dont les deux principales donnée sont la durée de la survie et les causes de la mort. Comme ce sont tous des malades dont l'observation est publiée *in extenso* dans la thèse de Pagès (Lyon, 1909), nous avons mis, dans une colonne spéciale, le rappel de la page où on pourra aisément retrouver chacune d'elles. Enfin, nous avons ajouté, quand nous avons cru pouvoir le faire, l'état de bilatéralité ou d'unilatéralité, de même que l'antériorité des lésions ou, au contraire, l'envahissement post-opératoire de l'autre rein.

Nous avons donc un total de 27 décès éloignés, sur 165 néphrectomies. Ce qui nous donne une proportion de 16,3 pour 100 en les rapportant à la totalité des opérés, et de 18,5 pour 100 pour les 143 opérés qui ont survécu aux 6 premiers mois.

Nous avons vu que la mortalité éloignée était de 14,2 pour 100 dans les observations rassemblées par Israël, mais cet auteur ajoute prudemment que, étant donné le court laps de temps écoulé pour un grand nombre de malades depuis l'opération, d'autres succomberont et la liste des décès s'allongera. Il en sera sans doute de même pour nos opérés.

Dans la statistique de notre maître, tous les décès survenus après les 6 premiers mois, sauf un seul (obs. 126) opéré au début de 1911, ont trait à des malades opérés avant février 1909.

En d'autres termes, depuis la malade opérée le 30 janvier 1909 (Mlle L...), c'est-à-dire depuis trois ans et demi, nous n'avons à enregistrer qu'un seul décès éloigné.

Ce fait peut être attribué, soit à ce que les opérations ne remontent pas à une date assez éloignée, ce qui, comme le dit Israël, fait craindre que d'autres décès se produiront, soit aussi à ce que, en général, les malades sont actuellement soumis à l'examen et à l'opération à une période plus précoce.

Comme nous ignorons le laps de temps qui, dans les cas d'Israël, sépare la mort de la date de l'opération, toute comparaison avec notre pourcentage est impossible.

TABLEAU DES DÉCÈS SURVENUS PLUS DE SIX MOIS APRÈS L'OPÉRATION

165 opérés, 27 décès, 16,4 o/o.

N°	Noms	Âge	Sexe	Ordre chronologique [1]	Page thèse Pagès	Date de l'opération	Date du décès	Durée de survie	Cause de la mort	État de l'autre rein avant l'opération
1	P.	20	H.	126	»	11 mars 1911.	24 janv. 1912	10 mois et demi.	Tuberculose pulmonaire préexistante.	Unilatéralité non démontrée. Grosses lésions vésicales.
2	G.	28	H.	29	163	17 juin 1905.	Août 1906.	1 an 2 mois.	Brusquement anurique (Dr Thiers)	Diagnostic incomplet d'unilatéralité, non vérifié après l'opération (sans inoculation de l'urine du côté supposé sain.
3	P.	36	F.	47	217	2 nov. 1906.	Mars 1908.	1 an 5 mois.	Tuberculose rénale.	État avant l'op., incertain.
4	C.	27	H.	49	221	12 oct. 1906.	Juin 1908.	1 an 7 mois.	Pas de détail.	État de l'autre rein, incertain (malade opéré après lombotomie exploratrice).
5	J.	54	F.	53	233	Mars 1907.	Nov. 1908.	1 an 8 mois.	Tubercul. péritonéale.	Sain.
6	R.	26	H.	57	243	7 août 1907.	Déc. 1908.	1 an 3 mois.	Tuberculose pulmonaire préexistante. Poussée aiguë.	Unilatéralité.
7	B.	41	F.	82	304	6 janv. 1909.	26 janv. 1910.	1 an 1 mois.	Insuffisance rénale.	Bilatéralité antérieure.
8	R.	43	H.	10	119	17 nov. 1903.	24 nov. 1905.	2 ans.	Néphrite de l'autre rein.	Cette néphrite fut diagnostiquée avant l'opération. Examen préalable imparfait (séparation endovésicale).
9	G.	28	F.	11	121	13 fév. 1904.	23 sept. 1906.	2 ans 7 mois.	Tuberculose de l'autre rein.	Tuberculose bilatérale antérieure. Examen imparfait par séparation.
10	J.	35	H.	37	186	20 mars 1906.	8 février 1909.	2 ans 10 mois.	Inconnue.	Examen imparfait par séparation.
11	H.	40	H.	42	202	9 mai 1606.	Janvier 1909.	2 ans et demi environ.	Affection de l'estomac.	Unilatéralité.
12	L.	18	F.	85	312	30 janvier 1909.	25 juin 1911.	2 ans 5 mois.	Tuberculose de l'autre rein.	État de l'autre rein, incertain, inoculation de l'urine négative, mais au microscope globules de pus.
13		21	F.	19	136	9 août 1904.	10 oct. 1907.	3 ans 2 mois.	Tuberculose de l'autre rein.	Bilatéralité probablement antérieure à l'opération.
14	L.	32	F.	23	146	29 mars 1905.	Déc. 1908.	3 ans 8 mois.	Tuberculose de l'autre rein.	Probablement antérieure.
15	G.	25	F.	54	235	16 mai 1907.	Sept. 1910.	3 ans 4 mois.	Tuberculose pulmonaire antérieure à l'opération.	Diagnostiquée unilatérale, envahissement douteux après l'opération. En tout cas, lésion minime n'ayant pas intervenu dans l'issue fatale.
16	M.	28	H.	60	250	28 oct. 1907.	Juillet 1911.	3 ans 10 mois.	Tuberculose pulmonaire.	Tuberculose rénale probablement bilatérale (peut-être ennahissement de l'autre rein).
17	G.	30	F.	69	274	3 avril 1908.	6 mars.	3 ans 11 mois.	Tuberculose pulmonaire.	Bilatéralité probable antérieure ou postérieure.
18	P.	38	F.	15	129	26 Avril 1904.	Déc. 1908	4 ans 8 mois.	Tuberculose de l'autre rein.	Bilatéralité probablement antérieure à l'opération. (Diag. par séparation.)
19	D.	35	F.	25	151	18 Mars 1905.	29 Nov. 1909.	4 ans 9 mois.	Tubercul. pulmonaire.	Unilatéralité.
20	D.	45	H.	41	198	12 Mai 1906.	Janvier 1911.	4 ans 7 mois.	Embolie septique après dilat. de l'uretère.	Bilatéralité antérieure à l'opération.
21	D.	28	H.	45	210	13 Oct. 1906.	20 Sept. 1911.	4 ans 11 mois.	Fièvre typhoïde vérifiée à l'autopsie (Dr Chabalier).	Rein : 2 inoculations négatives, la dernière positive.
22	B.	25	H.	5	111	17 Juillet 1902.	4 Juillet 1907.	5 ans.	Tuberculose de l'autre rein. Alcoolisme.	Examen impossible. Bilatéralité probable.
23	G.	40	H.	39	191	12 Avril 1906.	12 Mai 1911.	5 ans 1 mois.	Cirrhose alcoolique du foie.	Unilatéralité.
24	F.	48	H.	3	108	5 Juin 1902.	Janvier 1909.	6 ans et demi.	Tuberculose de l'autre rein.	Bilatéralité probablement antérieure. Examen impossib.
25	L.	19	F.	14	127	28 Mai 1904.	21 Fév. 1911.	6 ans 9 mois.	Tuberculose de l'autre rein.	Bilatéralité postérieure à l'opération.
26	G.	28	H:	33	174	3 Février 1906.	3 juin 1912.	6 ans 4 mois.	Tuberculose pulmonaire et rénale.	Unilatéralité. Envahissement probable de l'autre rein.
27	D.	20	F.	1	105	3 Janvier 1896.	Fin 1905.	10 ans.	Tuberculose de l'autre rein.	Bilatéralité probablement antérieure. Pas d'examen préparatoire.

(1). Les décès ont été classés suivant l'importance de la survie post-opératoire.

Pour la durée de la survie, en résumant le tableau de la mortalité éloignée, nous obtenons :

Après
l'opération
—

1 décès dans la seconde moitié de la			1re année.	
6 décès dans le courant de la			2e année.	
5	—	—	3^e	—
5	—	—	4^e	—
4	—	—	5^e	—
2	—	—	6^e	—.
3	—	—	7^e	—
1	—	—	10^e	—
27				

Nous ne pouvons pas, par conséquent, tirer la conclusion de Legueu et Chevassu, et nous ne pouvons pas ne pas être surpris de la proportion des décès dans la première année de leur statistique :

68 décès sur un total de 108, soit 63 pour 100. Si, ne distinguant plus, pour un instant, les deux mortalités opératoire et ultérieure, nous additionnons les 43 morts dans les 3 premiers mois, et les 18 morts dans le reste de la première année, nous obtenons un total de 111 sur 151 décès, c'est-à-dire qu'une proportion de 74,2 pour 100 des décès se produisent d'après cette statistique dans la première année après l'opération.

Si, agissant de même pour notre statistique, nous ajoutons aux 19 décès survenus dès les 6 premiers mois, le décès survenu dans les 6 derniers mois de la première année, nous avons un total de 20 décès sur 43, c'est-à-dire que 46,4 pour 100 de nos décès sont survenus dans la première année.

Il y a, par conséquent, un écart considérable entre ces deux statistiques.

Mortalité suivant l'âge.

Nous ne croyons pas que l'âge soit un facteur de gravité bien sérieux, à condition, toutefois, de rester en deçà de certaines limites. Parmi nos décès ultérieurs, un seul des malades avait au moment de l'opération plus de 5o ans (obs. 53). Décès, 5.

Cette malade est morte de tuberculose péritonéale, environ 2o mois après l'opération.

Pour les autres, l'âge évolue entre 18 et 48 avec 5o pour 1oo de malades de 2o à 3o ans.

Si, d'une part, nous avons un malade de 54 ans qui n'a survécu qu'1 an 8 mois, nous en avons un de 48 ans qui a survécu 6 ans et demi. D'autre part, pour une malade âgée de 2o ans, qui survit 1o ans à l'opération, nous avons 6 malades de 2o à 3o ans qui n'ont pas survécu 3 ans.

Il n'est donc pas facile de tirer une conclusion ferme de cet état de choses. Les autres statistiques sont muettes sur ce sujet.

Mortalité suivant le sexe.

Dans la statistique de M. Rafin, il y a :

91 opérés hommes.
74 — femmes.

La mortalité éloignée se répartit ainsi :

14 hommes, soit 15,3 o/o.
13 femmes — 17,3 —

Ces résultats ne cadrent pas avec ceux d'Israël qui a bien étudié cette question dans son rapport au Congrès allemand d'Urologie 1911 et n'arrive pas à la même conclusion. Pour lui, les hommes fournissent un contingent de mortalité beaucoup plus élevé que les femmes.

Dans les 6 premiers mois, il trouve 15 pour 100 de mortalité pour les hommes, contre 8,8 pour 100 pour les femmes. Dans la mortalité ultérieure cette différence est moindre quoique encore évidente :

17,2 pour 100 pour les hommes,

11,9 pour 100 pour les femmes.

Il meurt donc près du double des hommes que des femmes après la néphrectomie.

D'après lui, la plus grande mortalité éloignée des hommes tient à ce que chez eux la tuberculose pulmonaire chronique est plus fréquente et plus grave. Cette fréquence et cette gravité peuvent être attribuées à leur profession et à la nécessité de gagner leur vie et celle de leur famille.

Et Israël ajoute cette remarque que la mortalité éloignée est plus grande chez les pauvres. Et il appuie cette assertion par la différence des résultats de la pratique privée et de l'hôpital.

Zuckerkandl trouve dans sa statistique privée 6,4 pour 100, tandis que, dans sa statistique d'hôpital, il trouve 16,4 pour 100.

Pour Israël, au même point de vue, les résultats sont de 12,7 pour 100 et 4,8 pour 100.

Une des meilleures raisons qui expliquent cette plus grande mortalité chez les hommes est, sans nul doute, la coexistence de lésions génitales.

Celles-ci, en effet, rares chez la femme, sont extrêmement fréquentes chez l'homme.

Zuckerkandl, au Congrès international d'Urologie, recommande de faire des réserves sur l'avenir des tuberculoses rénales combinées avec la tuberculose génitale.

Israël, au contraire, prétend que celle-ci ne joue comme cause de la mort qu'un rôle minime. C'est notre maître, M. Rafin, qui le premier avait attiré l'attention sur ce point. Déjà, en 1909, dans un travail intitulé *Lésions génitales considérées au point de vue de la néphrectomie*, il disait que, sur 47 hommes qu'il avait opérés pour tuberculose rénale, 25, soit 53 pour 100, étaient atteints de tuberculose génitale : ceux-ci eurent une mortalité éloignée de 25 pour 100; les autres indemnes de tuberculose génitale, 13 pour 100 seulement.

De plus, la guérison complète survint beaucoup moins souvent que dans la tuberculose rénale pure.

Wildbolz arrive à des résultats analogues. Parmi ses 125 opérés se trouvaient 52 hommes. Chez 37 d'entre eux, soit 71 pour 100, existaient des foyers de tuberculose génitale évidente. Les 15 restants étaient uniquement des tuberculeux rénaux.

Sur les 37 néphrectomies chez des malades porteurs de tuberculose génitale, 10 sont morts, soit 27 pour 100.

Sur les 15 qui en étaient indemnes, 1 seul est mort, soit 6,6 pour 100.

Ces chiffres nous permettent donc de conclure avec Wildbolz que la tuberculose génitale aggrave considérablement le pronostic de la néphrectomie.

Un autre facteur important de cette mortalité chez

les hommes est le rétrécissement tuberculeux de l'urètre. Sur 37 hommes opérés, Wildbolz en trouve 11 porteurs de rétrécissement urétral tuberculeux. Sur ces 11, 3 seulement sont guéris, les 8 autres sont morts ou non guéris. Et cependant, d'après Wildbolz, ce n'est pas dans les cas de tuberculose urogénitale grave qu'on l'observe, mais plutôt dans les cas peu avancés. Il paraît plutôt aggraver, dans la suite, la tuberculose par la rétention d'urine qu'il arrive fatalement à produire.

Mortalité suivant les causes de la mort.

Israël *(loc. cit.)* divise les causes de la mort éloignée en trois groupes :

1° Tuberculose chronique des organes de la respiration et cachexie avec localisations multiples de la tuberculose ; dans ce premier groupe, il trouve 43,2 pour 100 pour la mortalité éloignée, contre 15 pour 100 pour la mortalité prochaine ;

2° Les affections rénales ; ici, les résultats sont : 40,5 pour 100 pour la mortalité éloignée, et 21,4 pour 100 pour la mortalité prochaine ;

3° Les processus aigus miliaires, avec 13,2 pour 100 de mortalité éloignée et 21,4 pour 100 de mortalité prochaine.

On voit que la mortalité par affection rénale est deux fois plus forte après les six premiers mois. Pour l'expliquer, il faudrait admettre ou bien que le rein restant est fréquemment envahi par la tuberculose après l'opération ou bien que l'affection était bilatérale avant l'opération ; et dans ce cas, ou bien on aurait opéré malgré la bilatéralité, ou bien celle-ci n'aurait pas été reconnue, à cause du stade peu avancé des lésions, ou d'un examen imparfait. Et il est, en effet, très vraisemblable que, si nos méthodes de recherches avant l'opération nous permettent bien de reconnaître une tuberculose suffisamment avancée pour entraîner la mort dans six mois, elles ne le peuvent quand les lésions demandent encore des années pour conduire à la mort.

L'étude des statistiques lui a montré aussi que la tuberculose chronique extra-rénale, et en particulier la tuberculose pulmonaire joue pour la mortalité éloignée un rôle presque triple que pour la mortalité prochaine. Il en déduit que, ou bien la tuberculose pulmonaire antérieure continue à évoluer après la néphrectomie ou bien une tuberculose récente se développe après l'opération. Ce fait diminue les chances basées sur une néphrectomie heureuse et nous avertit de faire des réserves pour l'avenir.

Enfin, pour ce qui est des processus tuberculeux aigus, la mortalité prochaine est deux fois plus grande que la mortalité éloignée. Et ceci rend vraisemblable cette supposition que dans l'opération il existe telles conditions qui favorisent la diffusion des bacilles, au nombre desquelles il faut placer l'ensemencement de la plaie opératoire par irruption du pus rénal (d'où l'utilité d'enlever le rein en bloc sans l'ouvrir) ou encore par infection venue de l'uretère.

Legueu et Chevassu *(loc. cit.)* divisent la mortalité éloignée en deux classes : les morts par tuberculose et les morts par affections non tuberculeuses.

82 pour 100 des morts éloignées sont dues à la tuberculose :

    26   o/o à la tuberculose pulmonaire.
    15,7 —   —   de l'autre rein.
    10,1 — à la méningite tuberculeuse.
    10,1 — à la tuberculose généralisée.
    1,8 —   —   péritonéale.
    5,5 —   —   (non spécifiée).

18 pour 100 des morts éloignées ne sont pas dues à la tuberculose :

    8,3 o/o à la cachexie.
    3,7 — à la néphrite non folliculaire.
    1,8 — à l'infection.
    1   — à la salpingite.

Wildbolz ne donne pas les causes de ses décès ultérieurs.

Dans la statistique de M. Rafin, nous trouvons :
Sur 27 décès après les 6 premiers mois :

    20 morts par tuberculose, soit 74 o/o.
    4   — d'affections diverses.
    2   — d'affection inconnue, chez des bilatéraux.
    2 par insuffisance rénale, dont 1 bilatéral.

Des 20 morts par tuberculose, nous pouvons distinguer :

    12 tuberculoses de l'autre rein.
    7   —   pulmonaires.
    1   —   péritonéale.

Pour les autres, nous avons :

  1 cirrhose alcoolique.
  1 fièvre typhoïde.
  1 néphrite.
  1 affection de l'estomac.
  1 insuffisance rénale et urémie.
  2 sans détails sur la mort, mais bilatéraux.
  1 embolie septique.

Si maintenant nous recherchons quels sont les cas dont la lésion s'était confirmée unilatérale après l'opération, nous n'en trouvons que 5 :

R... (décès 26), mort de tuberculose pulmonaire préexistante.
L... (décès 24), mort par tuberculose de l'autre rein.
D... (décès 18), mort de tuberculose pulmonaire.
G... (décès 25), mort de tuberculose pulmonaire et probablement rénale.
G... (décès 39), mort de cirrhose alcoolique.

(On peut se demander si la tuberculose n'est pour rien dans cette cirrhose. En tout cas les habitudes alcooliques du malade lui donnaient largement le droit d'avoir une cirrhose).

Deux autres cas peuvent être considérés comme douteux :

G... (décès 14), mort de tuberculose pulmonaire.
D... (décès 20), mort de fièvre typhoïde.

et chez lesquels la lésion rénale n'a été pour rien dans l'évolution.

Il serait intéressant de se rendre compte dans

quelles proportions la mortalité éloignée reconnaît pour causes des affections survenues après l'opération ou au contraire des affections existant déjà avant l'opération.

Nous ne saurions mieux faire que de reproduire ici la discussion que donne Israël de ce point de vue.

Pour lui, le seul fait que plus de la moitié, exactement 54,4 pour 100 des morts éloignées, surviennent entre le sixième mois et la deuxième année après l'opération est en faveur de l'antériorité des lésions.

La mortalité éloignée diminue en effet de plus en plus à mesure que l'on s'éloigne de l'opération :

$$31,2 \text{ o/o de 2 à } 5 \text{ ans.}$$
$$14,2 \text{ — de 5 à 10 —}$$

Le maximum de la mortalité éloignée est donc de 54 pour 100 à la fin de la deuxième année. Nous noterons en passant que Legueu et Chevassu trouvent ce maximum à la fin de la première année. De telle sorte que, d'après la statistique d'Israël, on ne peut pas dire comme Legueu et Chevassu, que les malades qui ont survécu 1 an ont de grandes chances de survie ; on ne peut en dire autant que pour les malades qui ont dépassé 2 ans.

A la mortalité éloignée, la tuberculose ultérieure chronique participe pour 45,2 pour 100, les affections rénales pour 35,9 pour 100, les processus miliaires aigus pour 14 pour 100.

Sur 57 morts de tuberculose pulmonaire, 42 fois cette affection avait été reconnue avant l'opération, soit 73,1 pour 100 des cas. Et encore ce chiffre est-il sûrement trop faible, car : 1.º un certain nombre de lésions des sommets échappent aux examens médicaux ordinaires ; 2º ce point est souvent laissé imprécis dans l'examen chirurgical et cela d'autant plus que ces lésions sont, en général, inactives.

On peut donc admettre que, dans le plus grand nombre des cas de mort par affection tuberculeuse, celle-ci était préexistante, en germe, à l'opération.

En est-il de même pour les affections rénales ? Celles-ci doivent être classées en tuberculeuses et non tuberculeuses.

Les affections non tuberculeuses constituent le tiers environ des affections rénales, causes de décès éloignés. Les néphrites y figurent pour 21,7 pour 100. Malheureusement, il est très difficile de savoir si on se trouve en présence d'un mal de Bright ou d'une néphrite toxique ou tuberculeuse non folliculaire.

La lithiase de l'autre rein et l'hydronéphrose constituent le reste des affections rénales non tuberculeuses causes des décès éloignés.

La question des lésions tuberculeuses de l'autre rein est autrement intéressante.

La tuberculose de l'autre rein, d'après Israël, est la cause de 69,5 pour 100 de toute la mortalité éloignée. Près de la moitié succombent avant la fin de la deuxième année. A côté de ceux-là, il y a quelques exemples de longue survie, 8 à 10 ans avec une tuberculose du rein restant.

Mais la question devient difficile à résoudre, quand on en arrive à se demander combien deviennent tuberculeux de l'autre rein après l'opération.

Examinant la question séparément pour les morts et pour les vivants, Israël arrive aux résultats suivants : sur 27 cas de tuberculose post-opératoire, pour 3 seulement on peut affirmer qu'elle s'est développée après l'opération, soit une proportion de 11,1 pour 100.

Pour les survivants, la démonstration est moins sûre, parce que le cathétérisme urétéral de vérification n'est pas fait.

Sur 19 cas de tuberculose de l'autre rein, il y en a 10 tout au plus pour lesquels on peut dire avec certitude ou avec vraisemblance que l'un des reins non tuberculeux avant l'opération l'est devenu dans la suite. En les ajoutant aux 5 des décédés dont l'autre rein est devenu tuberculeux après l'opération, nous obtenons 15 cas de tuberculisation post-opératoire de l'autre rein, sur 1.023 néphrectomies, soit 1,4 pour 100.

Dans la statistique de M. Rafin, sur 27 décès opératoires, on ne peut affirmer cette tuberculisation post-opératoire de l'autre rein que pour 1 ou 2 cas, soit 7,5 pour 100 des décès, et 1,2 pour 100 du total des néphrectomies.

Ce sont les décès 24 et 25 ; ces malades, diagnostiqués unilatéraux par l'inoculation, sont morts, selon toute probabilité (l'autopsie n'a pas été faite) avec une tuberculose de l'autre rein.

Encore, pour le décès 25 (Guigoz) faut-il se souvenir qu'il était porteur de lésions génitales et urétrales et ce sont surtout les lésions pulmonaires qui ont entraîné la mort.

Bien que cette appréciation ne soit qu'approximative et très sujette à discussion, elle permet de dire que le danger d'envahissement de l'autre rein ne constitue pas une contre-indication à la néphrectomie pour tuberculose unilatérale.

Nous allons étudier dans le chapitre suivant dans quelle proportion s'est fait l'envahissement du rein restant pour les survivants.

CHAPITRE IV

SURVIE DES NÉPHRECTOMISÉS
POUR TUBERCULOSE UNILATÉRALE

Nous n'avons étudié jusqu'ici que la mortalité après la néphrectomie. Il nous reste maintenant à nous occuper des survivants. Parmi ceux-ci, nous ne ferons état que des opérés dont l'unilatéralité des lésions nous est prouvée par une série d'inoculations constamment négatives. C'est chez ceux-là que nous chercherons à établir les bienfaits de la néphrectomie, puisque aussi bien c'est à eux qu'elle s'adresse de préférence. Nous dirons un mot en passant de ceux qui nous paraissent douteux et de ceux qui sont suspects d'envahissement du second rein.

Etat des survivants en général.

Dans les statistiques que nous avons consultées précédemment, cette question est la préoccupation dominante.

Wildbolz a fait 125 néphrectomies pour tuberculose avant le début de 1911. 102 sont vivants, parmi lesquels 76, soit 60,8 pour 100, peuvent être considérés comme guéris, 66 n'ayant plus de pus ni de bacilles dans l'urine, et les 10 autres ayant si peu de leucocytes dans l'urine limpide, avec état général bon, qu'on peut parler de guérison.

Les 26 qui restent, soit 20,8 pour 100 des opérés ne sont pas guéris, mais plusieurs d'entre eux sont améliorés, se croient même guéris. Pour 10, l'opération est récente et permet d'augurer la guérison. 3 autres n'ont plus de bacilles depuis 3 ans, mais, par suite d'un racornissement de la vessie, ils souffrent tellement qu'on ne peut les compter comme guéris. Enfin, pour 13 malades dont l'opération date de plus de 2 ans, l'inoculation a révélé la présence des bacilles dans l'urine, ou bien il est survenu des manifestations tuberculeuses du côté du système uro-génital, ce qui laisse croire que la maladie continue à évoluer.

4 de ces malades ne peuvent plus travailler du fait de leur maladie. Pour les autres, l'état général est bon et ils continuent à vaquer à leurs occupations.

Ne prenant que les opérés depuis 3 ans, Wildbolz trouve les mêmes résultats ou à peu près :

17 non guéris, soit . . . 21,7 o/o.
46 guéris, soit . . . . . 58,9 —

Legueu et Chevassu, dans les statistiques qu'ils ont réunies, comptent 557 survivants sur 708 néphrectomies. Ils les classent comme il suit :

Guérisons complètes . . . 291 soit 41,2 o/o.
— non spécifiées . . 58 — 8,2 —
— incomplètes . .. 185 — 26,2 —
Etats médiocres . . . . 28 — 3,2 —

Par guérison complète, les auteurs entendent les cas dans lesquels on a pu vérifier l'état des urines par l'inoculation, mais ils classent aussi dans ce groupe les cas où il est seulement mentionné que les urines étaient claires sans autre épreuve, ce qui diminue singulièrement la valeur de ce classement. Dans les guérisons non spécifiées, ils classent les cas où la guérison est seulement affirmée sans examen d'urine, sans même parler du caractère des mictions.

Les guérisons incomplètes et les états médiocres sont les cas qui conservent un des troubles urinaires graves signalés avant l'opération : pyurie, bacillurie tuberculeuse.

En définitive, ils obtiennent :

Bons résultats.   .   .   .   534 soit 75,5 o/o.
Mauvais résultats.   .   .   173 — 24,5 —

et ils concluent :

1/4 des opérés meurt de 0 à 10 ans après l'opération.
1/4   —   est incomplètement guéri.
1/2   —   est guéri complètement.

La statistique de M. Rafin porte sur 165 néphrectomies pour tuberculose.

Il y a à l'heure actuelle :

46 morts.   .   .   .   .   .   .   soit 27,8 o/o
67 incomplètement guéris   .   — 38,2 —
52 complètement guéris .   .   — 32   —

Parmi les 46 morts, nous comptons 4 malades, morts d'affections indépendantes de la tuberculose, et que nous devons à la vérité de compter parmi les malades complètement guéris : ce qui porte à 56 le nombre de ces derniers, soit 34 pour 100.

Parmi les malades incomplètement guéris, il en est certainement qui se considèrent eux-mêmes comme guéris de leur affection, tant est grande leur amélioration. Mais la présence de bacilles dans l'urine, quelle que soit leur origine, rénale, urétérale du côté opéré ou vésicale, ne permet pas de les classer comme tels. Par contre, les 56 que nous considérons comme complètement guéris présentent comme critérium de leur guérison une longue série d'inoculations négatives.

Nous laisserons volontairement de côté les 67 opérés qui ne sont pas encore complètement guéris pour ne nous occuper que des 56 qui ont été reconnus unilatéraux et pour lesquels le diagnostic d'unilatéralité a été confirmé. C'est chez eux que nous allons étudier la persistance de la guérison, et l'influence de la néphrectomie sur leur organisme.

Nous les avons réunis en un tableau qui indique l'ordre chronologique des observations, la page de la thèse de Pagès où l'on pourra lire chacune d'elles, du moins pour les malades opérés avant juin 1909. Deux autres colonnes indiquent la date de l'opération et la date de la dernière inoculation négative, et il est bien entendu que, pour tous ces malades, sauf pour les plus récemment opérés, il y a eu, depuis l'opération, une série d'inoculations positives. Enfin, par un calcul très simple, nous avons dans une dernière colonne la durée de la guérison.

TABLEAU DE LA PERSISTANCE DE LA GUÉRISON

Nos des observations	Nom	Sexe	Ordre chronologique	Page thèse Pages	Date de l'opération	Date de la dernière inoculation négative	Persistance de la guérison
1	V.	H.	2	106	25 mars 1902.	Janvier 1912.	9 ans 10 mois.
2	V.	F.	4	109	11 nov. 1902.	Janvier 1912.	9 ans 3 mois.
3	P.	H.	12	123	25 janv. 1904.	1er avril 1912.	8 ans 4 mois.
4	R.	F.	13	125	21 avril 1904.	10 juin 1912.	8 ans 2 mois.
5	G.	F.	18	134	18 janv. 1904.	6 fév. 1912.	8 ans 1 mois.
6	C.	F.	26	155	13 mai 1905.	20 avril 1911.	6 ans.
7	D.	F.	27	157	14 mai 1905.	9 janv. 1912.	6 ans 7 mois.
8	D.	F.	28	160	25 mai 1905.	21 nov. 1911.	6 ans et demi.
9	P.	F.	32	172	21 juillet 1905.	8 nov. 1911.	6 ans et demi.
10	V.	F.	34	178	20 janv. 1906.	24 juin 1912.	5 ans et demi.
11	R.	F.	38	188	21 mars 1906.	18 mars 1912.	5 ans.
12	D.	H.	40	195	12 avril 1906.	17 avril 1911.	5 ans.
13	M.	H.	43	205	1er août 1906.	25 mars 1912.	5 ans 8 mois.
14	B.	F.	44	208	18 oct. 1906.	19 juin 1912.	5 ans 9 mois.
15	N.	H.	46	213	18 oct. 1906.	20 janv. 1912.	5 ans 3 mois.
16	B.	F.	48	219	9 nov. 1906.	11 mai 1911.	5 ans.
17	D.	F.	52	229	26 janv. 1907.	12 mars 1912.	5 ans 2 mois.
18	J.	H.	55	238	9 juin 1907.	7 nov. 1911.	4 ans 5 mois.
19	D.	H.	56	240	22 juillet 1907.	8 mars 1912.	4 ans 9 mois.
20	D.	H.	63	257	17 déc. 1907.	28 juin 1912.	4 ans 4 mois.
21	R.	H.	67	269	7 mars 1908.	18 avril 1912.	4 ans 1 mois.
22	B.	F.	68	271	21 mars 1908.	28 mai 1912.	4 ans 2 mois.
23	C.	F.	70	276	22 avril 1908.	15 mars 1912.	3 ans 11 mois.
24	S.	H.	71	279	15 mai 1908.	8 mars 1912.	3 ans 10 mois.
25	C.	F.	75	289	13 août 1908.	8 mars 1912.	3 ans 7 mois.
26	D.	F.	76	291	18 août 1908.	15 juin 1911.	2 ans 10 mois.
27	M.	F.	77	293	20 août 1908.	6 juillet 1912.	3 ans 11 mois.
28	D.	F.	79	297	6 nov. 1908.	20 janvier 1912.	3 ans 3 mois.
29	M.	F.	80	299	6 nov. 1908.	8 mars 1912.	3 ans 5 mois.
30	C.	H.	81	302	20 oct. 1908.	8 fév. 1912.	3 ans 5 mois.
31	S.	F.	87	317	16 fév. 1909.	23 nov. 1911.	2 ans 9 mois.
32	R.	F.	88	320	1er avril 1909.	Mars 1912.	2 ans 11 mois.
33	F.	F.	90	323	27 avril 1909.	Janv. 1912.	2 ans 8 mois.
34	A.	F.	92	326	11 mai 1909.	7 nov. 1911.	2 ans 6 mois.
35	P.	H.	94	Inédites	26 juin 1909.	24 mai 1912.	3 ans 11 mois.
36	M.	F.	99		31 août 1909.	12 mars 1912.	2 ans 7 mois.
37	B.	H.	101		31 août 1909.	10 janv. 1912.	2 ans 5 mois.
38	P.	H.	103		13 nov. 1909.	30 janv. 1912.	2 ans 2 mois.
39	C.	F.	106		8 janv. 1910.	9 mars 1912.	2 ans 2 mois.

Nᵒˢ des observations	Nom	Sexe	Ordre chronologique	Page thèse Pagès	Date de l'opération	Date de la dernière inoculation négative	Persistance de la guérison
40	B.	H.	108	↑	17 janv. 1910.	5 janv. 1912.	2 ans.
41	M.	F.	111		3 mai 1910.	4 janv. 1912.	1 an 7 mois.
42	G.	F.	113		21 mai 1910.	12 mars 1912.	1 an 10 mois.
43	M.	F.	119		17 août 1910.	26 oct. 1911.	1 an 3 mois.
44	M.	F.	121		24 déc. 1910.	28 mai 1911.	6 mois.
45	D.	F.	127	Inédites	17 mars 1910.	9 janv. 1912.	10 mois.
46	M.	F.	128		21 avril 1911.	2 déc. 1911.	8 mois.
47	M.	H.	132		Mai 1911.	1ᵉʳ déc. 1911.	7 mois.
48	D.	F.	133		8 juin 1911.	2 mai 1912.	11 mois.
49	F.	H.	135		4 juillet 1911.	4 janv. 1912.	7 mois.
50	M.	F.	137		18 juillet 1911.	5 janv. 1912.	6 mois.
51	B.	H.	139		19 août 1911.	Mars 1912.	7 mois.
52	H.	H.	145	↓	24 oct. 1911.	2 avril 1912.	5 mois et demi.

DÉCÉDÉS ÉTANT GUÉRIS DE LEUR AFFECTION URINAIRE

Nᵒˢ	Nom	Ordre chronologique	Page thèse Pagès	Date de l'opération	Inoculations	Persistance de la guérison
53	D.	25	151	18 mars 1912.	Dernière inoculation négative, 5 avril 1909. Morte en décembre 1909 de tuberculose pulmonaire.	4 ans.
54	G.	39	191	12 avril.	Dernière inoculation négative, 4 mars 1911. Mort quelques jours après de cirrhose.	5 ans.
55	F.	42	202	9 mai 1906.	Dernière inoculation négative, 8 avril 1909. Mort d'une affection de l'estomac.	3 ans.
56	R.	57	243	7 août 1907.	Dernière inoculation négative, octobre 1908. Mort en décembre 1908 d'une poussée aiguë de tuberculose pulmonaire.	1 an 3 mois.

A la simple inspection de ce tableau, il est facile de se rendre compte de la durée de la guérison :

Pour 2 la guérison se maintient depuis plus de 9 ans.
— 3 — — — 8 —
— 4 — — — 6 —
— 8 — — — 5 —
— 5 — — — 4 —
— 8 — — — 3 —
— 10 — — — 2 —
— 3 — — — 1 —
— 9 — — depuis moins d'1 —

Nous avons arrêté volontairement notre statistique au début de 1912. Ces malades s'échelonnent donc de mars 1902 à décembre 1911, soit une période de 9 ans 10 mois.

Nous avons cru utile de réunir à ces malades guéris cliniquement de leur tuberculose unilatérale 4 cas de malades restés unilatéraux jusqu'à leur mort survenue pour d'autres causes. Ces derniers sont morts peu de temps après qu'une inoculation négative nous avait encore prouvé l'absence de lésions du rein restant.

Pour le numéro 53, la tuberculose pulmonaire n'avait pas été diagnostiquée avant l'opération. C'était le contraire pour le numéro 56. Le numéro 55 est mort avec des troubles gastriques.

Pour le numéro 54, il est permis de se demander si la tuberculose n'a pas sa part dans la production de sa cirrhose. Nous croyons néanmoins que les habitudes alcooliques de ce malade lui donnaient droit, à elles seules, d'avoir une cirrhose de Laennec.

Ces 4 cas de malades restés unilatéraux jusqu'à leur mort, constituent les 2,4 pour 100 des opérés de M. Rafin

La mort fut causée deux fois par la tuberculose pulmonaire, deux fois par une affection totalement étrangère à la tuberculose rénale.

Le fait que ces malades n'ont jamais eu d'inoculation positive depuis leur néphrectomie nous permet de les cataloguer parmi les cas de guérison. Ce qui porte à 56 guérisons complètes, soit 34,8 pour 100.

Wildbolz donne en détail la persistance de la guérison ; nous la rapporterons, bien que la comparaison soit rendue difficile par le fait que l'auteur ne distingue pas les cas bilatéraux des cas unilatéraux et prenne sans distinction ses opérés encore vivants. Ses opérations s'échelonnent de 1902 à 1911. Il a 102 survivants sur 125 néphrectomies :

Pour 5 l'opération date de plus de 8 ans.
— 5 — — 7 —
— 6 — — 6 —
— 16 — — 5 —
— 15 — — 4 —
— 16 — — 3 —
— 18 — — 2 —
— 21 — — 1 —

Encore une fois nous ferons remarquer qu'il ne s'agit pas là uniquement de cas de guérison, puisque sur ce total de 102 opérés il n'y en a que 76 qu'il considère comme guéris. D'ailleurs pour ce qui est de ces cas de guérisons, il ne dit pas explicitement s'il a fait des inoculations, comme contrôle, ou s'il s'est contenté de l'examen direct de l'urine.

Legueu et Chevassu donnent un pourcentage plus directement comparable au nôtre.

Ils auraient recueilli 291 cas de guérisons dont la durée se répartit ainsi :

Moins d'un an . . . . . . 22 soit 3,1 o/o.
Plus d'un an (de 1 à 14 ans) 269 — 38 —

des 708 néphrectomies qu'il fait entrer en ligne de compte. Mais ces faits manquent absolument de précision.

« Chez beaucoup, disent les auteurs, on s'est contenté de constater que les urines étaient claires ! »

La proportion de notre statistique est un peu moins élevée :

Plus d'un an (de 1 à 10 ans). 47 soit 28,5 o/o.
Moins d'un an . . . . . 9 — 5,2 —

des 165 opérés.

Et ceci, sans doute, n'a d'autre explication que la rigueur avec laquelle nous n'avons compté que les malades dont la série des inoculations a été négative.

La proportion que donne Israël dans sa statistique personnelle est encore plus grande. Sur 144 malades opérés, 92 ont une absence persistante de bacilles, soit 63,8 pour 100. La durée varie entre 2 et 17 ans. L'auteur, il est vrai, ajoute que, dans sa statistique, absence de bacilles, n'est pas synonyme de guérison, et il trouve 76,5 pour 100 de tous les examinés, porteurs ou non de bacilles, qui sont atteints de

troubles encore persistants, tels que : hématurie, albuminurie, cylindrurie, etc., fait qui réduit singulièrement sa proportion de guérisons complètes.

Le calcul fait pour obtenir la moyenne de la survie
actuelle de nos tuberculeux unilatéraux opérés nous
donne le chiffre de huit ans. Mais, il faut bien le dire,
ce résultat ne peut être comparé avec les moyennes
obtenues dans le chapitre premier, p. 29, attendu que
celles-ci sont le résultat de l'addition de cas unilatéraux et bilatéraux.

CHAPITRE V

INFLUENCES DE LA NÉPHRECTOMIE

I. — INFLUENCE DE LA NÉPHRECTOMIE SUR L'AUTRE REIN

Nous avons eu l'occasion, dans notre première partie, de parler de l'envahissement du rein restant après la néphrectomie. Mais nous n'avons fait qu'effleurer la question en donnant sans détails, comme preuves du danger que constitue un rein tuberculeux pour son congénère, les pourcentages d'envahissement du second rein publiés par Israël.

Cette question mérite d'être étudiée plus profondément.

Une des raisons que mettent en avant les partisans de la néphrectomie précoce est que le danger d'une affection tuberculeuse de l'autre rein est ainsi écarté. Discutons à l'aide des statistiques si cette opinion est fondée.

D'après Israël, la fréquence de la bilatéralité sans foyer extra-rénal atteint en moyenne 21,6 pour 100, tandis que la fréquence de l'infection de l'autre rein après l'opération atteint seulement 1,6 pour 100.

D'autre part, si l'on compare la fréquence des tuber-

culoses post-opératoires avec la fréquence de la bilatéralité chez les survivants non opérés, on trouve que
celle-ci de 11 pour 100 (c'est le plus faible nombre de
de toutes les statistiques) est nettement au-dessus du
quadruple des tuberculoses rénales survenant après
l'opération.

Israël fait même le raisonnement suivant : En sup-
posant, ce qui est faux, que tous les néphrectomisés
pour tuberculose unilatérale, qui présentent encore
des bacilles plus de six mois après l'opération, sont
victimes d'un envahissement post-opératoire du second
rein par le processus tuberculeux, on n'arrive guère
qu'à la proportion suivante : 17,6 pour 100 de tuberculoses post-opératoires, contre 65 pour 100 de tuberculoses bilatérales trouvées à l'autopsie.

Ces chiffres, s'ils étaient démontrés certains, don-
neraient à la néphrectomie un caractère de mesure
préventive et l'on devrait admettre que l'ablation du
rein tuberculeux diminue le danger d'envahissement
du second.

Pour établir avec certitude le danger que court le
rein adelphe après suppression du rein malade, M. Rafin, ainsi que je l'ai dit au début, estime qu'il importe
de faire une sélection rigoureuse parmi les cas opérés,
pour n'utiliser que ceux qui ont été reconnus après
l'opération et avec certitude comme unilatéraux. C'est
ainsi que nous avons éliminé un bon nombre de
cas vraisemblablement unilatéraux, mais pour lesquels
la persistance des lésions vésicales retarde ou empêche
la démonstration de la guérison. La suite de l'histoire
de ces malades nous apprendra dans quelle mesure

l'autre rein reste menacé. Il faudrait évidemment faire intervenir l'existence d'autres lésions tuberculeuses en d'autres points de l'organisme, d'une nouvelle infection bacillaire.

En agissant ainsi. nous avons, comme cela a été exposé plus haut, 56 cas de guérisons persistantes. En face de ces guérisons persistantes, il faut mettre les cas d'envahissement de l'autre rein.

Nous avons à discuter à ce point de vue les huit observations suivantes : observations 6, 7, 8, 14, 33, 36, 45 et 54.

Observation 6 (Obs. VIII de la th. de Pagès). — Malade opéré le 23 mars 1903, pour lequel on peut dire qu'il n'a jamais été amélioré par la néphrectomie au point de vue vésical; sa capacité vésicale est restée à 70 ou 80 grammes. Quatre inoculations faites en 1906, 1907, 1910 ont été négatives; une dernière faite en juin 1912 a été positive. Il est permis de se demander, vu la persistance du bon état général, si cette inoculation positive n'est pas due à une lésion vésicale. L'examen cystoscopique montre à la paroi supérieure de la vessie une véritable plaque ulcérée et végétante, déjà constatée en 1909.

Observation 7 (Obs. VII de Pagès). — Opérée le 7 avril 1903, qui a eu des inoculations négatives en 1907 et 1908, puis des inoculations positives en 1910 et 1911, semblerait plus probante en faveur de l'envahissement de l'autre rein. Et encore, faut-il remarquer que la vessie de cette malade n'a jamais guéri et que, même à l'époque où les inoculations étaient négatives, il y avait toujours des globules blancs et rouges dans l'urine. Mais l'uretère est peut-être perçu par le toucher vaginal, ce qui fait craindre l'envahissement du second rein. Néanmoins l'état général reste bon.

Observation 8 (Obs. VI de Pagès). — Cette malade a été opérée le 27 juin 1903. Depuis lors, en décembre 1907, avril 1909, des inoculations de son urine étaient restées négatives et l'urine recueillie à la sonde ne contenait ni albumine, ni leucocytes. En mars 1912, elle nous envoie de l'urine non recueillie à la sonde, qui contient des leucocytes visibles dans le culot de la centrifugation, pas d'albumine, mais l'inoculation est positive. En juin 1912, l'urine recueillie dans les mêmes conditions présente quelques hématies et l'inoculation est négative. Aucun trouble de l'état général n'est signalé. Cette malade devra être surveillée.

Observation 14. — Opérée le 28 mai 1904, est décédée le 21 février 1911. Le 5 juillet 1907, l'urine limpide sans albumine ne présentait dans le culot que quelques rares globules blancs et l'inoculation était négative. En avril 1909, l'urine était louche, un peu d'albumine avec de nombreux leucocytes, inoculation positive au cobaye et les mictions redeviennent douloureuses et fréquentes. On doit admettre que le rein a été envahi secondairement bien qu'il n'ait pas été exploré. Pas d'autopsie.

Observation 33. — Opéré le 3 février 1906. En 1908, quatre inoculations furent négatives et cependant l'urine n'était pas limpide. En 1909, 1910, 1911, l'inoculation est positive et l'urine beaucoup plus trouble. En même temps persistent des lésions graves des voies urinaires et le 3 juin 1912 le malade succombe à des lésions pulmonaires. Ce cas est suspect d'invasion secondaire de l'autre rein.

Observation 36. — Opéré le 11 février 1906. Cas singulier. La vessie est restée très lésée. Les inoculations négatives en 1908, 1909 et 1910 sont devenues positives en 1911 et 1912. L'état général n'est pas modifié. La persistance des troubles vésicaux, l'urine n'ayant jamais été complètement clarifiée après l'opération, laisse des doutes sur l'envahissement de l'autre rein.

Observation 45. — Malade, opéré le 13 octobre 1906. Ce malade avait eu des inoculations négatives en 1907 et 1908, il rentre à l'hôpital Saint-Joseph en septembre 1911 pour une fièvre typhoïde et meurt d'hémorragie intestinale. La dernière urine recueillie avant la mort donne une inoculation positive. A l'autopsie faite par le Dr Chabalier, le rein est trouvé sain à la coupe frontale. Il est à regretter qu'une inoculation n'ait pas été faite avec un fragment de ce rein, ou qu'il n'en ai pas été fait plusieurs coupes. Ce cas eut été de nature à nous éclairer grandement sur l'envahissement du second rein après la néphrectomie.

Observation 54. — Cette petite malade, d'aspect misérable, atteinte de tuberculose du poumon, opérée le 16 mai 1907, vit son état général se relever. L'inoculation fut négative en 1908. En 1909 elle est positive ; en 1910, une fois positive et une fois négative. Mais l'urine ne cessait de contenir des traces d'albumine et quelques globules blancs alors même que l'inoculation fut négative. Le cas reste donc douteux. La malade a succombé en octobre 1910 de tuberculose pulmonaire.

En somme, l'envahissement secondaire du rein doit être admis pour l'observation 14; probable pour les observations 7, 33; douteux, observations 6, 8, 45 et 54; très douteux pour l'observation 36.

Je conclus : quand la tuberculose est réellement démontrée unilatérale par l'observation ultérieure du malade opéré, l'envahissement ultérieur de l'autre rein paraît l'exception. Néanmoins, nos observations ne sont ni assez nombreuses, ni assez concluantes pour nous permettre de tirer une conclusion formelle. En tous cas, même quand la date de l'opération remonte à plusieurs années, l'inoculation jusque-là négative peut devenir positive, témoins nos cas 6, 7, 8, pour lesquels nous avions des raisons sérieuses d'escompter l'unilatéralité.

Nous croyons utile de publier ici *in extenso* les observations qui font l'objet de la précédente discussion ; le lecteur pourra, de la sorte, se rendre compte de la marche de la tuberculose chez ces malades et suivre avec plus de fruit la discussion elle-même[1].

Observation 6 (obs. classée sous le n° VIII, th. Pagès).

Tuberculose rénale gauche à forme pyonéphrotique. — Séparation endo-vésicale. — Néphrectomie lombaire, 23 mars 1903. — Persistance des phénomènes vésicaux. — Inoculations négatives en 1906, 1907, 1909, 1910 ; positive en 1912. — Aggravation des lésions vésicales constatée au cystoscope. — Etat général reste parfait.

N..., quarante-quatre ans. Début, en septembre 1901,

[1] Ces observations sont résumées pour la partie déjà publiée dans les thèses de Reynaud et Pagès.

par douleurs et fréquence des mictions. Depuis cinq ou six mois, douleur dans le côté gauche, parfois violente.

14 mars 1903. — Actuellement, mictions la nuit et le jour, toutes les heures, douloureuses. Urine purulente, culture négative, inoculation positive. Capacité vésicale : 90 à 100 grammes.

Rein droit non accessible, rein gauche volumineux. Etat général médiocre.

Séparation des urines (Luys) : à droite, urine parfaitement limpide ; à gauche, rien. L'urine du rein droit présente au microscope de rares hématies et quelques leucocytes très peu nombreux. *Une inoculation avec cette urine droite est positive.*

Sur 25 examens cryoscopiques faits par M. Chanoz, 19 présentent la formule de l'insuffisance rénale (d'après Claude et Balthazard).

Analyse chimique :

	Urine droite	Urine totale
Urée par litre . . .	11,54	10,58
Chlorures.	5,73	4,56

23 mars. — *Néphrectomie lombaire gauche sous-capsulaire.* Le rein est entièrement envahi par des loges purulentes.

Suites simples.

1er décembre. — Plaie complètement cicatrisée.

Etat général parfait. Augmentation de poids de 4 kilogrammes en huit mois.

L'urine ne laisse presque rién à désirer. Traces minimes d'albumine. Toujours un peu de cuisson en urinant.

Mictions : 3 la nuit, puis toutes les heures environ ou toutes les deux heures suivant qu'elle marche ou reste assise.

6 décembre 1904. — Pendant l'été, a souffert en urinant. Pas vu de sang dans ses urines. Mictions : *id.*, non douloureuses. Urine à peu près parfaite. Pas d'albumine. A gagné encore 2 kilogrammes depuis l'an dernier.

22 février 1906. — Etat général excellent. Poids : 72 kilo-grammes (habillée). Capacité vésicale : 280 grammes.

Mictions : 4 la nuit, le jour toutes les demi-heures dans la matinée, les après-midi peut rester trois quarts d'heure.

Douleur en urinant.

Urines : Limpides, un peu d'albumine. Pas de bacilles de Koch.

Cultures : Staphylocoques. *Inoculation négative.*

Toucher vaginal : On ne sent pas les uretères.

7 mai 1907. — Etat général excellent. Poids : *id.*

Mictions : Toutes les heures la nuit. Douleurs vésicales aussi intenses qu'avant l'opération.

Capacité vésicale : 80-90 grammes. Urine jaune ambré, à peu près parfaite, sans albumine. *Inoculation négative.*

3 avril 1909. — Etat général parfait. Poids : 69 kilo-grammes (nue).

Mictions : La nuit 4-5, le jour tous les trois quarts d'heure. Donc, persistance des troubles vésicaux. Urines très peu louches, traces d'albumine. Le culot contient quelques globules blancs et de très rares globules rouges.

Inoculation négative. Uretères non perçus.

Juillet. — Dans l'urine qui reste limpide, il y a de petits débris blancs qui sont constitués par quelques globules blancs, d'assez nombreux rouges, et des débris au milieu desquels se trouvent des cristaux en sarcophages (dans de l'urine nullement ammoniacale).

Au cystoscope, plaque de l'étendue d'une pièce de 5 francs, à bords rouges, recouverte de débris blancs, siégeant à la partie supérieure de la vessie. Instillations de goménol sans résultat.

3 juillet. — Etat vésical stationnaire. Urine non recueillie à la sonde, limpide avec points blancs en suspension, un peu d'albumine. Culot : Quelques globules blancs et quel-ques hématies n'expliquant pas l'albumine. *Inoculation négative.*

Juillet 1910. — *Inoculation négative.*

Juin 1911. — Etat général excellent. Urine limpide. Albumine : Un peu (du sang?). Culot : Quelques globules blancs, dont la plupart déformés, quelques hématies. Capacité vésicale : 55 grammes.

Mictions toujours fréquentes, parfois un peu douloureuses; peut-être moins qu'autrefois. Cultures : Staphylocoques.

7 juin 1912. — Urine assez louche. Capacité vésicale : 70-80 grammes.

Cystoscopie : A la paroi supérieure de la vessie on voit toujours la plaque grisâtre entourée d'un liséré rouge; au centre, une saillie simulant un petit papillome (végétation ou impureté).

12 juin. — Urine plus trouble, un peu hématique. Cultures : Staphylocoques. Culot : Nombreux globules rouges, très rares leucocytes.

Inoculation positive.

OBSERVATION 7

Tuberculose rénale droite à forme nodulaire. — Séparation endo-vésicale. — Néphrectomie lombaire en 1903. — Simple amélioration de l'état de l'urine et de la vessie. — Inoculations négatives en 1907-1908, positives en 1910-1911. — Urine plus trouble. — Aggravation des symptômes vésicaux. — Scarlatine intercurrente. — Etat général non modifié.

Mme C..., entre le 21 mars 1903. — Il y a trois ans, crises douloureuses dans le rein droit. Depuis un an, pas de crises. Souffre en urinant depuis huit mois.

Etat actuel : Mictions toutes les deux heures nuit et jour, douloureuses.

Urine : Très purulente et peu hématique. Capacité vésicale : 120 grammes.

Reins : Le gauche est accessible, mais non augmenté de

volume. Le droit est mobile et gros. Pas de réflexe pyélo-vésical. On sent l'uretère dur et un peu gros par le toucher vaginal.

Séparation d'urine. — A gauche : urine limpide, sauf un très minime trouble dû à des hématies, avec de rares leucocytes. A droite : urine beaucoup plus abondante ne sortant pas par éjaculation, très pâle, louche, avec nombreux leucocytes et rares hématies.

Etat général passable. Poids : 40 kilogrammes.

7 avril 1903. — *Néphrectomie lombaire droite extra-capsulaire.* Rein caverneux.

Suites simples. Plaie cicatrisée en six mois.

Etat général très amélioré. A engraissé de 12 kilogrammes.

Urine parfois sanglante. Mictions toutes les quatre heures l'après-midi, toutes les heures le matin, 2 la nuit.

Cystoscopie. — Zone uretérale gauche normale. L'orifice uretéral droit est figuré par une dépression, et tout autour la muqueuse est irrégulière, rouge, papilleuse et injectée de sang.

Par le toucher vaginal on ne sent pas l'uretère gauche.

Réflexe uretéro-vésical à droite, mais l'envie d'uriner est provoquée également par la pression sur le trigone, où siègent les lésions vésicales.

22 novembre 1904. — Pas de sang depuis dix mois, sauf une fois il y a neuf à quinze jours. Mictions : la nuit 2 ou 3 fois, le jour fréquemment, surtout le matin. Douleur minime à la fin de la miction et sans durée. Bon appétit. Poids : 50 kilogrammes.

Urine louche, dépôt blanc constitué par des hématies.

20 février 1906. — Bon état général. Poids : 52 kilogrammes.

Mictions : 3 la nuit, toutes les trois heures le jour.

Capacité vésicale : 70 grammes. Pas de douleur à la miction. Pas d'hématurie remarquée depuis deux ans. Urines assez troubles. Au microscope, leucocytes et hématies.

Toucher vaginal. On ne sent pas l'uretère du côté opéré. Réflexe vésical sur toute l'étendue du trigone.

Décembre. — A eu la scarlatine qui a évolué sans incidents (Dr Balvay).

Juillet 1907. — Etat général bon. Poids : 51 kilogrammes.

Mictions : la nuit, 4 à 5 ; le jour, *id.* Urine dépolie, avec quelques rares leucocytes et hématies. Cultures stériles : *Inoculation négative.*

28 novembre 1908. — Etat général bon. Poids : 53 kilogrammes.

Mictions : 4-5 la nuit, le jour reste trois heures sans uriner. Parfois une petite douleur en urinant. Capacité vésicale. 70 grammes.

Urine louche. Assez nombreux leucocytes, sans hématies. Traces d'albumine. Au Ziehl-Haüzer, on trouve une forme en bâtonnet, à l'intérieur d'un globule blanc. Cultures stériles. *Inoculation négative.*

31 mars 1910. — Etat général excellent. Poids : 50 kilogrammes. Mictions : la nuit 4-5, le matin un peu plus, l'après-midi 2-3. Douleur toujours un peu à gauche. Depuis deux mois, mictions un peu plus fréquentes. Capacité vésicale : 45 grammes. Culot : globules blancs en quantité modérée et beaucoup d'hématies.

Rein gauche, un peu perçu, un peu augmenté, un peu mobile. L'uretère gauche est peut-être perçu. Cultures négatives. *Inoculation positive* (avec le culot de demi-litre d'urine).

25 octobre 1911. — Mictions : la nuit 4-5, parfois la nuit jusqu'à 10, le jour, plusieurs fois le matin, 2 l'après-midi. Douleur pour ainsi dire nulle. Va mieux. Rein gauche perçu, ne paraît pas gros. Capacité vésicale : 45-50 grammes. Urine un peu louche, Un peu d'albumine (sang?). Culot : globules blancs en quantité modérée avec légère tendance à la déformation, globules rouges un peu plus abondantes.

Etat général bon. *Inoculation positive.*

OBSERVATION 8 (obs. classée sous le n° VI, th. Pagès).

Tuberculose rénale gauche à forme pyonéphrotique. — Séparation endo-vésicale. — Néphrectomie lombaire en 1903. — Inoculations négatives en 1907, 1908, 1909. — Disparition des phénomènes vésicaux et urinaires. — État général excellent. — Une grossesse normale. — Enfant mort de méningite. — Inoculations positives en 1912 et inoculation négative la même année. — L'urine qui a servi aux deux dernières inoculations contient quelques globules blancs (mais elle n'a pas été recueillie à la sonde) et peu ou pas d'albumine.

Mme B..., vingt-cinq ans, envoyée par le Dr Martin, de Charolles.

13 juin 1903. — Il y a un an, début par des douleurs en urinant. Elle nie d'abord avoir souffert dans les reins, mais en l'interrogeant de plus près elle raconte que l'an dernier elle a eu deux crises avec irradiation vésicale.

Actuellement, urine purulente, légèrement hématique. *Inooulation positive.* Capacité vésicale : 50 grammes.

Cystoscopie : Muqueuse très rouge. Orifice urétéral droit normal avec zone périphérique rouge ; l'orifice urétéral gauche est caché par une ligne blanchâtre, et, de ce côté, la vessie présente de légères élevures jaunes.

Reins : On sent un peu le rein gauche, on ne sent pas le droit.

Séparation des urines (Luys, petit modèle), à droite, urine d'abord sanglante, puis claire ; à gauche, urine purulente.

Analyse chimique (Mérieux) :

	Rein droit	Rein gauche
Chlorures par litre. . .	9,48	5,90
Phosphates	0,80	0,54
Urée	24,25	8,92

Analyse bactériologique: Cultures aérobies et anaérobies négatives pour les deux urines. *Inoculations positives pour les deux urines*, mais plus lente pour l'urine droite.

27 juin. — Néphrectomie lombaire sous-capsulaire gauche. Rein caverneux.

Suites simples.

4 décembre. — Lettre du Dr Martin. Etat général excellent. A engraissé de 13 kilogrammes. Mictions non douloureuses : 4-5 la nuit, pas très fréquentes le jour.

Urine légèrement louche. La marche amène un peu de sang. Plaie incomplètement cicatrisée.

19 novembre 1904. — (Lettre). Grossesse et accouchement normaux. Plaie fermée huit mois après l'opération. Urine claire. Quelquefois un peu de sang quand elle se fatigue.

Mictions : 3-4 la nuit pendant la grossesse, 2-3 maintenant ; le jour, 4-5.

27 février 1906. — Le Dr Martin écrit que la malade se porte bien.

30 juillet 1907. — Nouvelle grossesse et accouchement normaux. Pas de dysurie. Urine limpide, jaune ambré.

22 décembre. — Etat général excellent. Son dernier enfant a seize mois et va bien. Le premier est mort à quinze mois, de méningite. L'urine renferme quelques globules. *Inoculation négative.*

Mictions normales.

Avril 1909. — Etat général excellent. Mictions normales : 1.250 grammes d'urine en vingt-quatre heures. Urine limpide. Pas de leucocytes. Pas d'albumine. *Inoculation négative.*

25 octobre. — Etat général excellent. Urine non recueillie à la sonde. Culot : Quelques rares globules blancs, un rouge par-ci par-là. Quelques cristaux d'acide urique. *Inoculation négative.*

19 mars 1912. — Urine non recueillie à la sonde, louche,

sans albumine.. Culot : Quelques globules blancs assez nombreux.

Inoculation positive. Une lettre nous dit qu'elle va bien et se croit enceinte.

5 juin 1912. — Envoie de l'urine. Innombrables microbes, peut-être un peu d'albumine, difficilement appréciable à cause du trouble. Culot : Assez nombreuses hématies, un globule blanc. *Inoculation négative.*

OBSERVATION 14

Tuberculose rénale droite. — Séparation endo-vésicale. — Néphrectomie lombaire (28 mai 1904). — Guérison constatée trois ans après l'opération. — Inoculation négative en 1907 et urine presque normale. — Inoculation positive en 1909. — Urine se trouble. — Aggravation des phénomènes vésicaux, cachexie progressive. — Mort en janvier 1911, 6 ans et 9 mois après, par envahissement de l'autre rein. — Pas d'examen instrumental.

Mlle L..., dix-neuf ans. — 27 avril 1904. — Il y a un an, mictions fréquentes et douloureuses, pendant trois jours. Il y a deux mois, retour des mêmes symptômes. Pas de douleurs dans les reins, mais jusqu'à 40 mictions par jour.

Actuellement, mictions : 7-8 le jour, 4 la nuit, un peu douloureuses. Urine purulente, coli bacille. Inoculation positive.

Capacité vésicale : 70 grammes.

Cystoscopie : Vessie très congestionnée, orifice urétéral gauche normal, le droit n'est pas distingué, la muqueuse étant de ce côté diphtéroïde et irrégulière.

Reins non accessibles.

24 mai. — Sous l'influence de lavages boriqués et

nitratés, en raison de l'infection mixte, la capacité vésicale s'est élevée à 150 grammes.

Séparation des urines (Luys). — A droite, urine très pâle, avec des flocons en suspension, constitués par des globules de pus. A gauche, urine jaune ambré, limpide. Au microscope, hématies en grand nombre, cellules épithéliales.

Inoculation (Mérieux).

Rein droit : positive.

Rein gauche : négative.

Analyse chimique :

	Urine droite	Urine gauche
Urée	17,5	21,6
Phosphates	0,73	1,6
Chlorures	6,71	14,33

Etat général passable. Poids : 47 kilogrammes.

28 mai. — Néphrectomie lombaire droite sous-capsulaire. Petite caverne au pôle supérieur (lésions très peu considérables). Suites simples.

6 décembre. — Plaie incomplètement cicatrisée. Etat général bien amélioré. Poids : 54 kilogrammes. Bon appétit.

Mictions : 1 la nuit, 4-5 le jour, moins douloureuses. Urine un peu louche. Peu ou pas d'albumine. Au microscope, quelques globules de pus.

12 mars 1906. — Bon état général. Poids : 48 kg. 500. Urine claire, pas d'albumine. Pas de dysurie. Plaie cicatrisée.

5 juillet 1907. — Etat général excellent. Poids : 47 kg. 500. Mictions : 1 la nuit. Pas de douleurs.

Urine : Limpide, sans albumine. Au microscope, quelques rares globules blancs, pas d'hématies. *Inoculation négative.*

Capacité vésicale : 240 grammes.

3 avril 1909. — Dysurie assez marquée depuis deux mois. Urine louche avec nombreux leucocytes, très rares hématies.

Rein et uretère gauches non accessibles, non douloureux. *Inoculation positive.*

25 février 1910. — L'état vésical s'était amélioré, mais il y a eu un retour des symptômes depuis quelque temps. Mictions : Toutes les heures et demie la nuit et le jour, parfois très douloureuses. Urine pâle et louche, modérément purulente. Un peu d'albumine. Dans le culot : Globules blancs nombreux, une ou deux hématies. La région rénale gauche ne se laisse pas facilement déprimer. L'état général reste bon. Pas d'amaigrissement.

Juin. — La malade sort un peu, mais souffre.

Février 1911. — Mort. Pendant toute l'année 1910, la vessie était très douloureuse et les mictions très fréquentes. La malade se faisait faire des piqûres de morphine de 1, 2 ou 3 centigrammes chacune. Le nombre augmenta jusqu'à vingt-quatre la dernière semaine. Ne se plaignit des reins que les derniers jours. Pas de vomissements. Pas de toux.

OBSERVATION 33.

Tuberculose rénale droite à forme nodulaire et par places ulcéro-caséeuse. — Cathétérisme urétéral. — Néphrectomie lombaire en février 1906. — Urine presque normale ; puis, rapidement, urine très purulente (guérison constatée 3 ans après, mais urines très purulentes et en contradiction avec le résultat de l'inoculation). — En 1908 : Malgré la purulence, double inoculation négative en 1908. — Inoculation positive en 1909, 1910. — Rétrécissement de l'urètre dilaté en 1910. — Abcès périnéal. — Mort en juin 1912 de tuberculose pulmonaire et d'insuffisance rénale (diagn. du Dr Thévenet).

G..., envoyé par le Dr Verrière, le 24 juin 1905 : bronchite tenace pendant l'hiver 1904 ; blennorragie = 0.

Début de l'affection actuelle. — Pendant la pleurésie

qu'il eut, il y a un an, on lui mit des topiques. Un mois après, il eut une hématurie. Insensiblement, les urines sont devenues troubles et les mictions plus fréquentes. En avril, il s'est sondé lui-même une dizaine de fois.

Etat actuel. — Mictions : Douloureuses, toutes les heures le jour, deux fois la nuit. Urines : troubles, nombreux leucocytes. L'urine totale, recueillie aseptiquement, cultive des staphylocoques. Pas de bacilles de Koch à l'examen direct.

Depuis son hématurie du début, ne voit plus que quelques gouttes de sang à la fin des mictions.

Urètre et périnée : Sonde Nélaton nº 17 passe facilement.

Vessie, capacité : 140 grammes. Au cystoscope, on voit les orifices urétéraux normaux. La saillie muqueuse que forme le muscle interurétéral est un peu rouge.

Prostate : Petite.

Testicules : Absence du testicule droit. Il aurait été enlevé pendant son séjour au régiment, au moment d'une cure radicale d'une hernie. Testicule gauche, petit noyau sur la queue de l'épididyme.

Reins : Gauche, non senti ; droit, nettement perçu.

Cathétérisme urétéral. — L'urine gauche est limpide ; quelques hématies ; pas d'albumine ; elle est pâle par polyurie provoquée. L'urine droite, examinée après 6 grammes d'écoulement, donne un petit culot de leucocytes.

Analyse chimique (Dᵣ Faÿsse) :

		Urine totale	Urine droite	Urine gauche
		gr.	gr.	gr.
Urée	par litre. . .	10,81	5,40	16,20
Phosphates	— . . .	1,2	0,7	2,5
Chlorures	— . . .	1,8	1,4	2,3
Albumine	. . .	disque net		néant

Examen bactériologique (Dr Faÿsse) :

	Urine totale	Urine droite	Urine gauche
	gr.	gr.	gr.
Examen direct.	néant	néant	néant
Culture . . .	staphylocoque	staphylocoque	stérile
Inoculation. .	positive	positive	négative

Etat général. — Bon. Poids : 64 kilogrammes.

Poumons : Quelques craquements et respiration rude au sommet gauche. Intervention refusée par le malade.

Revient le 2 novembre 1905.

Urines louches, léger disque d'albumine. Mictions : 2 la nuit, toutes les deux heures le jour. Refuse encore l'opération.

Revient le 29 janvier 1906.

La dysurie a augmenté, plus d'hématurie depuis six mois. On ne sent pas le rein gauche; on perçoit le pôle inférieur du rein droit.

Urine louche, pas d'albumine.

Prostate, semble se diviser en deux parties : Une zone inférieure, dure et nodulaire; une zone supérieure très molle.

Poids : 66 kilogrammes. Auscultation : même état.

31 janvier 1906. — Epreuve de la glycosurie phloridzique : Bonne élimination, complète deux heures après l'injection.

2 février. — Epreuve du bleu de méthylène : Elimination peu intense, trop rapide.

3 février. — Néphrectomie sous-capsulaire droite ; rein caverneux.

26 février. — Urines à peine louches. Mictions : 4-5 la nuit, toutes les deux heures le jour. Légère douleur à la miction. Bon appétit.

27 février. — Urine : Très nombreux petits filaments, un peu d'albumine. Souffre toujours du côté droit. A perdu 3 kilogrammes. Plaie presque cicatrisée. Exeat.

20 mars. — Bon état général. Poids : 66 kilogrammes.

Mictions : Le jour, peut rester trois heures sans uriner ; la nuit 4-5. Urines claires avec petits filaments. Les douleurs dans la région rénale diminuent.

9 janvier 1908. — Après une période d'amélioration très nette, le malade présente de nouveau, depuis huit jours, de la pollakiurie et de la dysurie. Palpation du rein négative. Etat général assez bon, sauf un peu de fièvre.

Urine très purulente. Inoculation *négative*. Cultures stériles.

2 février. — Va mieux. Les urines se sont clarifiées.

Juin. — Etat général assez bon, urine un peu trouble avec de nombreux globules blancs. *Inoculation négative.*

20 août. — *Double inoculation négative.*

18 février 1909. — Etat général bien amélioré ; urine légèrement trouble, renferme un peu d'albumine.

Mictions : la nuit, 5 à 7 ; le jour, toutes les heures et demie. Légère douleur. Petite hématurie, il y a quinze jours.

Prostate : Petite, plate, mal délimitée en haut.

24 mars. — Urine trouble, sanguinolente. Un peu d'induration dans la partie droite de la vessie. On ne sent rien dans le rein gauche. L'état général reste bon.

1er mai. — *Inoculation positive.*

17 mars 1910. — *Inoculation positive.*

13 mai. — Séjour à l'hôpital, pendant lequel on a dilaté son urètre. Urine un peu louche.

Décembre. — Lésions tuberculeuses pulmonaires évidentes et graves, avec dyspnée, constatées par le Dr Thévenet.

27 avril 1911. — Etat général amélioré. Tousse encore. Urines modérément purulentes. Prostate : toute petite, plate. Mictions : la nuit, 10-12 ; toutes les heures, le jour. *Inoculation positive.*

30 novembre. — Abcès périnéal volumineux, s'étendant du bulbe à l'anus.

1er décembre. — Débridement de l'abcès, dont les parois granuleuses ont l'aspect tuberculeux.

14 décembre. — A uriné de petits graviers phosphatiques. Quelques séances de dilatation sont faites.

Mort en juin 1912. Ce malade a été vu, à ses derniers moments, par le D⁣r Thévenet, qui estime que la mort a été due à la tuberculose pulmonaire et à l'insuffisance rénale.

OBSERVATION 36

Tuberculose rénale gauche à forme nodulaire. — Cathétérisme de l'uretère. — Néphrectomie lombaire (14 février 1906). — L'urine reste toujours très purulente et l'état vésical ne se modifie pas. — Amélioration modérée de l'état général. — Inoculations négatives en 1908, 1909, 1910; positives en 1911, 1912. — Etat général, vésical et de l'urine stationnaire.

M⁣lle M..., malade du D⁣r Verrière.

Début de l'affection actuelle. — Il y a quatorze mois, chute sur l'angle d'un siège, qui a porté sur le côté gauche. Depuis un an, pollakiurie progressive. En août, jusqu'à 50 mictions par nuit.

Etat actuel. — Mictions : 8 à 10 la nuit, autant le jour. Douleur vive. Urines très purulentes, acides.

Vessie, capacité : 60 à 80 grammes; vessie rouge; orifice urétéral droit normal; zone urétérale gauche tomenteuse.

Rein droit : Mobile au troisième degré, gros et globuleux. Rein gauche : Moins mobile, assez gros, donne une sensation d'empâtement.

Cathétérisme urétéral droit. — Urine limpide, coulant d'abord par gouttes, puis par éjaculations. Le milieu vésical est fortement troublé par l'urine gauche pendant le cathétérisme du rein droit. L'urine droite contient un peu d'albumine. Après centrifugation, elle donne un culot formé par des cristaux, des hématies et de très rares leucocytes. *Inoculation négative.*

Analyse chimique (Mérieux) :

		Urine totale	Urine droite
		gr.	gr.
Urée	par litre. . .	18,20	30,24
Chlorures	— . . .	0,55	10,53
Phosphates	— . . .	2,01	2,20
Albumine	. . . .		trace.

Inoculation avec l'urine totale : Positive.

Etat général passable. Poids : 52 kg. 400.

13 février 1906. — Epreuve du bleu de méthylène. Elimination mauvaise. Beaucoup d'albumine acéto-soluble.

14 février. — *Néphrectomie lombaire extracapsulaire gauche.* Le rein porte un abcès et de nombreuses granulations.

16 février. — Un peu d'agitation. Un peu de dyspnée. Coliques légères. Inspirations fortes. Intermittences au pouls. A vomi hier et cette nuit. N'a plus vomi depuis ce matin.

17 février. — Pouls irrégulier. Agitation un peu moindre.

20 février. — Langue blanche et un peu sèche. Pouls rapide et irrégulier. Un vomissement bilieux.

1ᵉʳ mars. — Etat satisfaisant.

30 mars. — Etat général nettement amélioré. L'urine est à peine louche. Mictions encore très fréquentes. Plaie réduite à un trajet fistuleux.

14 juin. — Etat général bon. A engraissé de 4 kg. 500. Mictions toujours fréquentes : la nuit, toutes les heures ; le jour, toutes les vingt minutes. Dysurie bien diminuée. Urine louche, mais bien améliorée. Plaie incomplètement cicatrisée.

14 mars 1907. — Etat général bon. Mictions : 8, jour et nuit. Réapparition des douleurs et du sang, depuis un mois.

Vessie, capacité : 50 grammes ; urine très trouble,

renfermant beaucoup de grumeaux et beaucoup d'albumine.
Cultures stériles. La plaie s'est fermée fin septembre.

31 octobre. — Etat général bon. Poids : 58 kg. 5oo.
Dysurie améliorée. Urine à peine louche. Deux rétentions
d'urine en juin.

23 janvier 1908. — Dysurie variable, mais améliorée
dans l'ensemble. L'urine louche renferme des leucocytes et
des hématies en grand nombre. Inoculation *négative*.

Capacité vésicale : 90 grammes.

1er avril 1909. — Etat général passable. Poids : 54 kg. 5oo.
Perd ses forces depuis six mois. Fréquence augmentée
depuis quinze jours, parfois un peu de cuisson à la miction.
Capacité vésicale : 70 grammes. On ne sent pas l'uretère.
Le rein droit est perceptible, abaissé et paraît augmenté de
volume.

Urine trouble, purulente, sans odeur ; globules de pus
nombreux, peu d'hématies. Albumine abondante.

Inoculation *négative*.

14 avril 1910. — Etat général toujours bon. Les mictions
sont devenues de plus en plus fréquentes, si bien que,
debout, elle perd son urine. Urine trouble et pâle. Capacité
vésicale : 20 grammes.

Par le toucher, des deux côtés, surtout à gauche, on sent
une saillie dure, mais on ne sent pas l'uretère, à proprement
parler. Cultures : staphylocoques. *Inoculation négative*.

Lavages nitratés.

20 avril 1911. — Etat général toujours bon, mais l'état
vésical est très défectueux. Perd ses urines. Un traitement
local (10 lavages au nitrate d'argent) est resté sans résultat.
Capacité vésicale : 3o à 4o grammes. Cultures stériles.
Inoculation positive.

8 juin. — Etat général toujours bon. Capacité : 75 grammes. L'eau du lavage est assez trouble. Ne perd plus son
urine. Albumine : environ 20 centigrammes. Urine jaune,
un peu trouble. Cultures stériles. *Inoculation positive*.

Décembre. — Depuis trois mois, un peu de sang dans

l'urine. Mictions moins fréquentes. Urine trouble, un peu sanglante. Capacité vésicale : 120 grammes.

6 juin 1912. — Etat général bon. Capacité vésicale : 100 grammes. Urine purulente, hématies et leucocytes.

Au toucher, on sent une induration des deux côtés, mais non l'uretère. Cultures stériles. *Inoculation positive.*

OBSERVATION 45

Tuberculose rénale nodulaire à forme hématurique. — Cathétérisme urétéral. — Néphrotomie gauche exploratrice, puis néphrectomie, le 17 octobre 1906. — Lésions minimes du rein (à l'incision exploratrice). — Inoculation négative 2 ans et 5 mois après l'opération. — Mort de fièvre typhoïde, le 20 septembre 1911. — Inoculation positive avec la dernière urine émise par le malade.

D... entre le 28 août 1906.

Début de l'affection actuelle. — En février 1906, le malade reçoit deux coups de pied de cheval dans la région lombo-sacrée. Deux jours après apparut une hématurie qui se reproduisit à peu près toutes les semaines. Hématurie, le plus souvent terminale, parfois totale. En même temps se produisit de la pollakiurie : jusqu'à 10 mictions la nuit, et le jour tous les quarts d'heure.

Etat actuel. — Le 28 août 1906 :

Mictions : Le jour toutes les deux ou trois heures, la nuit 3-6. Un peu de douleur à la fin.

Urines : Troubles hématiques; pas de bacilles de Koch à l'examen direct. Cultures faibles de staphylocoques. *Inoculation positive.* Polyurie.

Vessie, capacité : 40 grammes, portée à 100 grammes par l'anesthésie.

Testicules : Néant.

Reins : Le rein gauche est perçu et assez gros.

Cœur : Souffle diastolique à la base, lésion aortique évidente.

Poids : 60 kg. 500, le 29 avril 1906 et 67 kilogrammes le 3 octobre 1906.

10 octobre 1906. — Cystoscopie et cathétérisme urétéral droit avec anesthésie générale.

Décharges purulentes manifestes pendant le lavage.

L'orifice urétéral droit ne paraît pas avoir de lésions.

L'urine recueillie, en petite quantité, est jaune ambré, avec deux ou trois leucocytes, ne renfermant pas d'albumine.

L'inoculation avec cette urine droite est positive.

Analyse chimique des urines (Faysse) :

	Urine totale	Urine droite
Urée	9 gr. 45	10 gr. 81
Phosphates . .	2 gr. 05	3 gr. 05
Chlorures . .	2 gr.	2 gr. 46

13 octobre. — Première intervention : Néphrotomie lombaire gauche exploratrice. Le rein paraissant sain, on l'incise complètement d'un pôle à l'autre et on trouve seulement quelques points rouges à la partie supérieure d'un calice avec deux îlots blanchâtres douteux. On en prélève pour l'examen histologique et on cautérise les points. Suture du rein.

L'examen histologique et l'inoculation au cobaye prouvent qu'il s'agissait manifestement de tuberculose.

16 octobre. — Le malade a une hématurie d'environ 200 grammes de sang pur.

17 octobre. — Les hématuries se reproduisant de plus en plus menaçantes, on pratique la néphrectomie d'urgence, d'autant que l'examen histologique a montré des lésions tuberculeuses (l'examen de la pièce manque dans l'observation).

Suites simples : amélioration rapide de l'état général et local.

6 novembre. — Exeat. Mictions : le jour toutes les trois heures, la nuit 2 ou 3 fois. Urine moins trouble, encore un peu pâle.

5 décembre. — Plaie complètement cicatrisée. Etat général bon, mais facies un peu pâle. Mictions : le jour 5-6, la nuit 5-10. Poids : 68 kilogrammes. Urine encore trouble.

1er août 1907. — Urine légèrement louche, un peu d'albumine (sang ?). Mictions : la nuit 1-2, le jour 4-6. Teint un peu pâle (aortique). Poids : 66 kg. 500.

31 octobre. — Bon état général. Le malade peut rester quatre ou cinq heures sans uriner. Ne souffre plus à la miction. Urine dépolie avec des traces d'albumine. A la centrifugation on trouve des leucocytes et hématies assez nombreux.

Inoculation négative. — Travaille onze heures par jour.

20 mai 1908. — Etat général bon. Mictions : o-1 la nuit, 4-5 le jour. Pas de douleur, urine limpide sans albumine.

14 janvier 1909. — Etat général excellent. toujours un peu pâle; bon appétit. 8 mictions en 24 heures.

Urine parfaitement limpide, sans albumine. Dans le culot, quelques hématies et leucocytes. *Inoculation négative.*

Ce malade est venu mourir à Saint-Joseph, vers le 20 septembre 1911, d'une fièvre typhoïde, par hémorragie intestinale. Un examen a été fait, ainsi qu'une inoculation, de la dernière urine qu'il ait émise.

L'examen microscopique révèle de très nombreux globules rouges, d'assez nombreux globules blancs, de nombreux cocci. Cultures : très abondantes colonies de staphylocoques. Mais l'urine n'a pas été recueillie aseptiquement. L'*inoculation a été positive.*

L'autopsie, faite par le Dr Chabalier, confirma le diagnostic de fièvre typhoïde. Le rein était très volumineux, sans lésions tuberculeuses, mais on n'a pas pratiqué de coupes multiples du rein, ni examiné les autres organes urinaires.

OBSERVATION 54

*Tuberculose rénale ulcéro-caséeuse. — Cathétérisme urétéral. — Lésions pulmonaires. — Néphrectomie lombaire,
le 16 mai 1907. — Amélioration. — Inoculation négative 8 mois après l'opération, en 1908. — Inoculation
positive en avril 1909, en août 1909, négative en
février 1910, positive en avril 1910. — Morte, en septembre 1910, de tuberculose pulmonaire antérieure à
l'opération.*

Mlle G..., vingt-cinq ans, entre en mai 1905.

Début de l'affection actuelle. — L'affection actuelle aurait
débuté en 1902 par de la perte des forces et de l'appétit qui
s'accompagne bientôt de pollakiurie, puis de douleurs lombaires et abdominales sans caractère spécial. Six mois
après, douleurs vésicales, surtout avant la miction. Dès ce
moment, urine nettement trouble.

Etat actuel. — Mictions : le jour 20-30 fois, la nuit 4-5.
Douleur vive.

Urines troubles, bacilles de Koch à l'examen direct.

Vessie, capacité : 200 grammes.

Toucher vaginal : On ne sent pas les uretères. Le réflexe
urétéro-vésical semble plus marqué à gauche.

Reins : La région rénale droite se laisse bien déprimer;
le rein gauche est un peu douloureux et la région moins
dépressible.

Cystoscopie et cathétérisme urétéral : La vessie présente
une rougeur diffuse, l'orifice urétéral droit présente des
bords déchiquetés. A gauche, on obtient de l'urine jaune
ambré. Pas de sang, pas d'albumine, quelques rarissimes
leucocytes. A droite, urine pâle et purulente. Inoculation
de l'urine gauche *négative*.

Analyse chimique (Faysse) :

	Urine totale	Urine droite	Urine gauche
Urée par litre . .	13 gr. 2	7 gr. 26	20 gr.
Phosphates. . .	1 gr. 2	0 gr. 50	1 gr. 80
Chlorures . . .	2 gr. 4	1 gr. 20	3 gr. 80

Etat général : Médiocre. Cœur = o. Matité et râles fins dans le tiers supérieur du poumon droit.

Elle refuse l'intervention.

16 juin 1906. — Se trouve mieux qu'avant l'examen. Ne souffre pas. Mictions : 3-4 la nuit, 10 le jour.

Mai 1907. — Etat général stationnaire. Amaigrissement. Bon appétit. Urines troubles. Mictions : 5-7 la nuit, toutes les heures le jour.

Rein droit un peu perceptible, non douloureux. La palpation du rein gauche détermine le réflexe pyélo-vésical.

10 mai. — Deuxième cathétérisme urétéral.

Capacité vésicale : 80 grammes, peu augmentée par l'anesthésie. Vessie petite, peu intéressée. L'orifice urétéral gauche est normal. L'orifice urétéral droit est recouvert de muco-pus et donne des décharges importantes qui troublent rapidement le milieu vésical.

A gauche, on obtient de l'urine jaune ambré, un peu dépolie, avec un peu d'albumine, et dans le culot quelques hématies et leucocytes. *Inoculation négative.*

13 mai. — Région rénale droite mal dépressible, douloureuse. Point douloureux para-ombilical.

Dosage de l'urée : Urine totale, 10 grammes par litre.

Urine gauche, 10 grammes.

16 mai. — Néphrectomie lombaire sous-capsulaire droite. Petites cavernes, dont une plus volumineuse contient un petit calcul.

Suites simples. Poids, quinze jours après l'opération : 35 kg. 500.

Janvier 1908. — Etat général très amélioré. Poids : 40 kilogrammes. Capacité vésicale : 100 grammes. Mictions : la nuit 3-5, le jour également, non douloureuses. Urine très limpide avec des traces d'albumine et de rares globules blancs. *Inoculation négative*.

21 mars. — Etat général excellent. Poids : 40 kg. 500. Mictions non douloureuses : la nuit 3-4, le jour toutes les deux heures.

5 avril 1909. — Etat général passable. Un peu maigre, tousse et crache. Poids : 36 kg. 200. Mictions : 3-4 la nuit, le jour 5-6. Pas de douleur. Capacité vésicale : 150 grammes. Urine limpide, disque très léger d'albumine. Globules blancs assez nombreux. Respiration un peu soufflante aux deux sommets. *Inoculation positive*.

5 août. — Revient parce qu'elle tousse et a la voix rauque; a eu un point douloureux à gauche, sans irradiation vésicale. Poids : 37 kilogrammes. Mictions : 4-6 la nuit, 10 le jour. Douleur, un peu. Capacité vésicale : 140 grammes. La région rénale gauche n'est pas bien dépressible. Urine jaune ambré, limpide. Albumine : Présence assez importante.

Culot : Quelques globules blancs. Lésions pulmonaires nettes. *Inoculation positive*.

3 février 1910. — L'état général a encore un peu baissé. Bronchite surtout au sommet gauche. Laryngite.

Mictions : 6-7 la nuit, le jour parfois toutes les demi-heures.

Douleur : Un peu. Capacité vésicale : 130 grammes. Rein gauche : *Idem*. Urine jaune ambré, non complètement limpide. Peu d'albumine. Quelques globules blancs et rouges dans le culot.

En somme, pas d'aggravation de ce côté, sauf les troubles vésicaux. *Inoculation négative*.

14 mars. — Ecrit qu'elle souffre toujours de la vessie et tousse.

17 avril. — L'état général paraît s'aggraver.

Le malade tousse et crache, a des sueurs nocturnes. Mais cet état n'est pas sous la dépendance des voies urinaires. Cependant elle souffre davantage de la vessie, quand elle tousse surtout.

Souffle au sommet gauche. Voix très voilée. Urine limpide d'un beau jaune ambré. Un peu d'albumine. Culot minime constitué de globules blancs et très rares hématies.

Capacité vésicale : 70 grammes, Rein gauche non perçu.

Cultures stériles. *Inoculation positive.*

28 octobre. — Sa mère informe qu'elle est morte le 10 septembre 1910 de tuberculose pulmonaire.

II. — INFLUENCE DE LA NÉPHRECTOMIE SUR LA VESSIE

Deux procédés d'investigation sont à notre portée pour nous rendre compte des modifications qui se produisent dans l'état de la vessie après la néphrectomie. Ce sont : l'exploration directe au moyen du cystoscope, ou bien l'étude des symptômes subjectifs tels que : pollakiurie, douleur à la miction, capacité vésicale, etc.

Israël a une série de 177 malades, examinés au cystoscope avant et après la néphrectomie, à des intervalles de temps assez variables d'ailleurs. Il prétend pouvoir admettre que la guérison s'obtient dans 43,5 pour 100 des cas, donc un peu moins de la moitié. Dans 45,1 pour 100, la guérison n'est pas complète et pour 9 pour 100 seulement, il n'y a pas d'amélioration. De plus, aucune vessie, normale avant l'opération, n'est devenue tuberculeuse après. En réunissant les guérisons et les améliorations, il arrive au chiffre satisfaisant de 86,6 pour 100 de cas où la néphrectomie a eu une influence favorable.

Il compare ensuite la guérison cystoscopique avec la

fréquence de la disparition des bacilles et il arrive au résultat suivant :

74,6 o/o indemnes de bacilles.
43,5 — guérisons cystoscopiques.

Il explique cette anomalie en disant que plusieurs de ces lésions vésicales ne sont pas tuberculeuses, mais le produit d'infections mixtes.

Dans la statistique de M. Rafin, il y a si peu de cas où il a été pratiqué des examens cystoscopiques après l'opération, que nous ne pouvons envisager la question sous cet aspect.

Nous nous contenterons donc de l'étude des symptômes subjectifs ; fréquence des mictions et douleurs, et de la capacité vésicale de plus en plus systématiquement recherchée.

Nous avons réuni dans un tableau les 52 cas que nous considérons comme unilatéraux et avons mis en parallèle dans des colonnes différentes : l'état de la vessie, avant l'opération, après l'opération et, pour les malades opérés déjà depuis un certain temps, l'état actuel de la vessie avec le temps écoulé depuis la néphrectomie.

ÉTAT DE LA VESSIE

Noms	N°° d'ordre chronologique	Page thèse Pages	AVANT L'OPÉRATION		APRÈS L'OPÉRATION		Nouvelles récentes
			Capacité vésicale	Miotions	Capacité vésicale	Miotions	
V.	2	106	»	3 fois la nuit, 7-8 fois le jour.	»	o-1 la nuit. Normales le jour.	*Id.* Juillet 1909.
V.	4	109	60	Toutes les demi-heures.	180	Toutes les 2 ou 3 heures.	*Id.* Juillet 1912.
P.	12	123	70	6-8 fois la nuit, 8 fois le jour.	160	Aggravation immédiate, toutes les demi-heures.	Amélioration. 2-4 le jour, o-1 la nuit. Pas de douleurs. C. — V. = 160.
R.	13	125	200	4 le jour, 1-2 la nuit.	530	3-4 le jour, o la nuit.	»
G.	18	134	10	Toutes les demi-heures ou trois quarts d'heure.	30	4 le jour, 2-3 la nuit.	»
C	26	155	»	3 la nuit, 6 le jour.	»	5-6 le jour, 1 la nuit.	»
D.	27	157	50	Toutes les heures nuit et jour. Douleurs vives.	100	5-6 la nuit. Toutes les demi-heures le jour.	Janvier 1912. 6 ans 8 mois après l'opération, la nuit 3-4, le jour toutes les deux heures. Pas de douleurs. C. V. = 130.
D.	28	160	175	5 le jour, 1 la nuit.	240	3 la nuit, 5 le jour.	Novembre 1911. 6 ans et demi après l'opération 5-6 le jour, o la nuit. C. V. = 270.
P.	32	172	180	8 le jour, 4 la nuit.	240	2 la nuit, 6 le jour.	Novembre 1911. 6 ans 5 mois après l'opération, 2-4 la nuit
V.	34	178	»	»	250	o-1 la nuit, 2-3 le jour.	20 octobre 1911. 5 ans 10 mois après l'opération. C. V. = 300.
R.	38	188	250	o-2 la nuit, toutes les 3 h. le jour.	160	4-5 le jour, o-1 la nuit.	20 avril 1911. 5 ans 1 mois après l'opération. C. V. = 220 o-1 la nuit, 4-5 le jour.
D.	40	195	300	6 fois le jour, 1 fois la nuit.	380	Normales le jour, o la nuit.	*Id.*
M.	43	204	200	4-5 le jour, 1 la nuit.	»	o la nuit, 2-3 le jour.	*Id.*
B.	44	208	140	Toutes les 3 heures nuit et jour.	180	4 la nuit, toutes les 2-3 heures le jour.	Octobre 1911. 5 ans après l'opération, 4-5 la nuit, le jour reste 4 5 heures sans uriner.
N.	46	213	450	2 la nuit, 3-4 le jour.	500	o la nuit, 5 le jour.	Janvier 1912. 5 ans 5 mois après l'opération, o la nuit, 3-7 le jour.
B.	48	219	280	1 la nuit, 3-4 le jour.	400	o la nuit, 1-2 le jour.	*Id.* actuellement.
D.	52	229	140	2-3 la nuit, 4-5 le jour. Légère douleur.	210	o la nuit, 4-5 le jour. Douleur = o.	12 mars 1912. 5 ans 2 mois après l'opération, o la nuit, le jour 4. Douleur : o.
J.	55	238	»	4-8 la nuit, 6 le jour.	130	2 la nuit, 4 le jour.	Novembre 1910. 3 ans 6 mois après l'opération, 2 la nuit, normales le jour.
D.	56	240	»	2 la nuit, Toutes les h. et demie le jour.	»	1 la nuit, 5-6 le jour.	*Id.*, en 1912.
D.	63	257	310	Toutes les heures et demie le jour, toutes les 2 h. la nuit.	»	2-3 la nuit, 4-7 le jour.	27 avril 1911. 4 fois la nuit, toutes les heures le jour.
R.	67	269	250	8-12 le jour, 1 la nuit.	»	2-3 la nuit et le jour.	»
B.	68	271	90	6 fois la nuit. Toutes les demi-heures le jour. Douleur vive.	120	6-8 la nuit, le jour toutes les heures. Douleur moindre.	Mai 1912. 3 ans 2 mois après l'opération, o la nuit (ou 1-2), 5-6 le jour. Pas de douleurs. C. V. = 250.
C.	70	276	100	5-6 fois la nuit. Douleur vive.	200	5 la nuit et le jour. Douleur : o.	Mars 1912. 4 ans après l'opération : C. V. = 150, reste 2 heures la nuit et le jour. Douleur : o.
S.	71	279	300	4-5 la nuit. Toutes les heures le jour.	»	1 la nuit, 4-5 le jour.	Juin 1911. 3 ans et demi après l'opération, 1 la nuit; jour normales.
C.	75	289	340	3 le jour, o la nuit. Douleur.	450	*Id.* Encore un peu de douleur.	*Id.*
D.	76	291	400	o la nuit, 3 le jour. Douleur.	300	»	Juin 1911. 3 ans après l'opération, o la nuit, 4 le jour. Quelque peu de cuisson.
M.	77	293	200	1 la nuit, toutes les 3 h. le jour. Douleur à la fin.	475	1 la nuit, 3-4 le jour. Douleur : o.	»
D.	79	297	180	2-3 la nuit, toutes les 2 h. le jour. Brûlure en urinant.	315	2-3 la nuit, toutes les 3 h. le jour. Douleur : o.	30 janvier 1912. 3 ans 3 mois après l'opération, 1 la nuit, 5-6 le jour. Douleur : o.
M.	80	299	90	8 la nuit, 2-3 le jour.	522	3-4 jour et nuit.	Mars 1912. 3 ans 8 mois après l'opération, 4-5 la nuit. Toute les 2 heures le jour. Douleur : o.
C.	81	302	150	2-3 la nuit, toutes les 2 h. le jour.	»	4 jour et nuit.	Février 1912. 3 ou 4 mois après l'opér., 2 la nuit, 5-6 le jour.
S.	87	317	250	7-8 le jour, 3-4 la nuit. Douleur : o.	175	3 la nuit, 4-5 le jour. Douleur : o.	Novembre 1911. 2 ans 8 mois après l'opération, 2-3 la nuit, 6 le jour. Douleur : o.

Nom	N° d'ordre chronologique	Page thèse Pages	AVANT L'OPÉRATION		APRÈS L'OPÉRATION		Nouvelles récentes
			Capacité vésicale	Mictions	Capacité vésicale	Mictions	
R.	88	320	200	2-3 la nuit, toutes les 2 h. le jour. Douleur à la fin.	»	4-5 la nuit, 8 le jour.	»
F.	90	323	45	20 le jour, 10 la nuit.	»	10 la nuit, Tous les 3/4 d'heure le jour. Amélioration.	Janvier 1912. 3 ans après l'opération, souffre un peu dans la vessie.
A.	92	326	200	6-7 le jour, 2-3 la nuit. Douleur.	200	2 la nuit, toutes les 3 h. le jour, sans douleur.	1910. 13 mois après l'opération. 1-2 la nuit, 6-7 le jour. C. V. = 180.
P.	94	»	240	2-3 le jour, o la nuit.	»	1 la nuit, reste de 1 à 3 heures le jour sans uriner.	»
M.	99	»	125	4-5 la nuit. Toutes les 2 heures le jour.	160	1-o la nuit, 4-6 le jour.	Avril 1911, 20 mois après l'opération, id.
B.	101	»	20	Toutes les 10 minutes le jour. Toutes les demi-heures la nuit.	»	Même fréquence ou un peu moins.	Novembre 1911. 2 ans 3 mois après l'opération, id.
P.	103	»	130	7-8 la nuit. 20 le jour. Douleur vive.	»	6-8 la nuit et autant le jour.	6 mois après l'opération. Mai 1910, id.
C.	106	»	210	2-3 la nuit. Toutes les 2 heures le jour. Douleur un peu.	»	2-5 la nuit, toutes les heures en moyenne le jour. Douleur : o.	2 ou 3 mois après l'opération. C. V. = 120.
B.	108	»	80	5 la nuit. 7 le jour. Douleur assez forte.	»	o-1-2 la nuit, moins le jour. Douleur : o.	Janvier 1911. 1 an après l'opération, id.
M.	111	»	20	Tous les trois quarts d'heure durant la nuit, toutes les 5 h. le jour. Douleur vive.	30	Reste une demi-heure au plus. Aussi fréquentes.	10 mois après l'opération, février 1911, id.
G.	113	»	150	4-5 la nuit, 6 le jour. Un peu de cuisson.	150	4 la nuit, 5 le jour.	22 mois après l'opération.
M.	119	»	300	1 la nuit, toutes les 2-3 heures le jour. Douleur = o.	300	1 la nuit, le jour 3.	1 an 3 mois après l'opération.
M.	121	»	235	Toutes les demi-heures le jour.	220	1-3 la nuit.	20 jours après l'opération.
D.	127	»	300	2-4 la nuit, 5-6 le jour.	»	o la nuit, 2-3 le jour.	14 mois après l'opération, id.
M.	128	»	60	14 la nuit. 5-6 le jour. Douleur.	»	1 la nuit. Douleur : o	1 an après l'opération, avril 1912, id.
M.	132	»	»	»	»	»	»
D.	133	»	250	3 la nuit, toutes les 2 h. le jour.	290	»	10 mois après l'opération, id.
F.	135	»	340	1 la nuit, 5-6 le jour. Peu de douleur.	»	o la nuit, 5-6 le jour.	Septembre 1911. 3 mois après l'opération.
M.	137	»	250	3-4 la nuit. Toutes les heures le jour.	280	»	»
B.	139	»	»	1 la nuit, 6 le jour. Douleur.	»	»	Novembre 1911. 3 mois après l'opération, o la nuit ou 1, le jour 4. Douleur : o.
H.	143	»	»	2 la nuit, 3-4 le jour.	»	»	»

Si nous ajoutons à cette liste les quatre cas de décès rapportés au tableau : Décédés étant guéris de leur affection urinaire, nous pourrons baser nos résultats sur 56 cas.

Nous avons compté 42 améliorations du symptôme pollakiurie, nous pourrions même dire des retours à la normale, ce qui nous donne une proportion de 73 p. 100.

Chez 9 de nos malades, l'amélioration est plus lente, mais progressive.

Il y en a enfin 5, qui n'ont guère tiré bénéfice à ce point de vue de la néphrectomie. Ce sont d'ailleurs ceux qui présentaient les lésions les plus graves et la pollakiurie la plus pénible. L'un d'eux était même obligé de porter un appareil collecteur des urines.

Les améliorations ont presque toujours été très rapides après la néphrectomie. Pous un cas, il y a eu aggravation immédiate et très considérable de la fréquence des mictions, qui contraste d'ailleurs avec l'état excellent dans lequel se trouve actuellement ce malade. Nous passons sous silence les petites poussées transitoires qui s'observent parfois dans les suites immédiates de l'opération.

Le symptôme douleur a eu une évolution parallèle à la pollakiurie dans la plus grande partie des cas. Généralement, la douleur disparaît assez rapidement. Il y a cependant des cas où la guérison a été plus lente : ainsi, le cas 14 d'une malade opérée en 1906, qui, en 1911, avait encore un peu de cuisson à la fin de la miction. Toute douleur avait disparu en avril 1912.

Ce retard dans la guérison du symptôme douleur a été observé encore dans quelques cas (obs. 15). Mais

ici nous trouvons, semble-t-il, une cause de dysurie :
c'est le rétrécissement de l'urètre, dont ce malade est
affligé depuis le début du traitement.

Le malade de l'observation 38 doit sans doute à la
tuberculose génitale la persistance des douleurs à la
miction. Enfin, il est assez constant d'observer que les
malades porteurs de fortes pyuries et de grosses lésions
vésicales voient leur douleur diminuer, puis disparaître
beaucoup plus lentement. Tel le cas n° 37 qui, avant
l'opération, avait des mictions extrêmement douloureuses et fréquentes, et qui n'a vu son état vésical
s'améliorer et encore très faiblement, que 2 ans après
la néphrectomie.

Pour 33 malades, nous avons pu comparer la capacité vésicale avant et après l'opération. Pour tous, la
capacité a été recherchée à la seringue. Il est à peine
besoin de dire qu'avec ce procédé la capacité indiquée
est souvent un peu inférieure à la capacité physiolo-
gique. Voici les résultats :

23 d'entre eux, soit 69,8 o/o ont une augmentation.
6 — — 18,1 — ont une diminution.
4 — — 12,1 — sont stationnaires.

Mais ces chiffres nécessitent quelques commentaires.

D'abord, constamment les très petites capacités sont
augmentées, en général d'ailleurs dans de faibles proportions. Ainsi, le malade de l'observation 5 voit sa
capacité de 10 grammes passer à 30 grammes. Dans
l'observation 41, la capacité de 20 grammes arrive à
25 grammes après l'opération. Par contre, nous avons
des malades qui ont vu leur capacité vésicale augmenter
dans des proportions plus considérables. Tel le cas 22,

qui de 5o grammes passe à 25o grammes, le cas 7, qui de 5o grammes passe à 15o grammes.

Une autre remarque qui n'est pas inutile est celle-ci : Parmi les diminutions de capacité, nous avons classé, guidé en cela uniquement par les chiffres, des malades qui, d'une capacité de 4oo grammes avant l'opération, passaient à une capacité de 3oo grammes (obs. 26). Il est certain que quand on arrive à des nombres semblables, une différence de 1oo grammes n'influe guère sur l'état vésical et c'est bien ce qui est constaté pour ce cas en particulier. Il est à remarquer encore que l'augmentation de la capacité vésicale a à peu près exactement la même évolution que l'amélioration de la pollakiurie, ainsi qu'il fallait s'y attendre.

Par contre, la diminution de la capacité vésicale, si elle n'est pas poussée trop loin, n'entraîne pas forcément la pollakiurie. C'est ainsi que la malade de l'observation 38 a moins de mictions la nuit, bien que sa capacité ait diminué de 5o grammes. De même pour la malade n° 31 (obs. 87).

Israël donne comme amélioration de la fréquence des mictions 83 pour 1oo, et comme amélioration de la douleur 91 pour 1oo. Quant à la disparition complète de la pollakiurie et de la douleur, elles ne sont plus comparables. Tandis que le retour à l'état normal des mictions n'est obtenu que dans 40,9 pour 1oo des cas, la disparition complète de la douleur est observée dans 88,6 pour 1oo.

De plus, l'auteur a constaté que plus grande est la fréquence avant l'opération, plus rare est le retour à la normale. Dans la faible pollakiurie, on a 65 pour 1oo de guérisons. Dans la pollakiurie élevée, on n'a plus que 26 pour 100 de guérisons.

Si la fréquence s'aggrave après l'opération, il faut craindre l'envahissement du second rein et surveiller le malade à ce point de vue.

III. — INFLUENCE DE LA NÉPHRECTOMIE SUR L'URINE

Un élément important pour l'appréciation de l'influence de la néphrectomie sur l'urine est la persistance ou la disparition des bacilles. Nous avons déjà vu dans quelles proportions celles-ci se produisaient et nous avons discuté quelle pouvait être l'origine de ces bacilles pour les malades qui, du fait d'inoculations tantôt négatives, tantôt positives, doivent être considérés comme suspects au point de vue de l'unilatéralité.

Parmi les qualités physiques de l'urine, nous avons essayé de tirer une conclusion de la limpidité, de la cytologie, de la présence de l'albumine.

Pour la limpidité des urines après la néphrectomie, nous sommes renseigné sur 43 cas.

Pour 35 d'entre eux, l'urine est absolument claire à l'heure actuelle, ce qui nous donne une proportion de 81,4 pour 100.

Pour 4, soit 9,3 pour 100, l'urine s'est éclaircie, mais reste encore un peu louche.

Pour 4 enfin, soit 9,3 pour 100, l'urine est restée purulente.

Parmi les urines devenues limpides, on en trouve peu qui, après une centrifugation sérieuse, ne donnent pas un culot de rares hématies ou leucocytes, avec prédominance des hématies. 12 fois seulement sur 35, soit environ 3o pour 100, cet examen fut négatif.

Pour ce qui est de la présence de l'albumine, la question devient excessivement délicate, par le seul fait de la présence du pus ou du sang, qui fait de l'appréciation de l'origine de l'albuminurie une question de nuances, sans bases bien solides.

Il est pratiquement impossible, tant que la source de la suppuration n'a pas disparu, d'évaluer l'albuminurie rénale. Pour quelques cas, le cathétérisme urétéral du côté sain a pu nous révéler, avant l'opération, la présence de traces d'albumine. Nous avons vu quelle valeur il convenait de donner à cet examen. Mais il n'est pas sans intérêt de se demander ce que devient cette albumine. Dans la grande majorité des cas, elle est transitoire, et, peu de temps après la néphrectomie, l'examen n'en révèle plus. Dans quelques cas cependant, elle persiste plus longtemps.

Quelques malades, rares, il est vrai, ont eu, dans un temps plus ou moins rapproché de l'opération, une véritable poussée d'albuminurie (obs. 3, 17, 18). Pour le premier, l'albuminurie est allée en diminuant, depuis 1907 jusqu'en 1909. A notre dernier examen, en 1911, il n'y en avait plus de traces. Ce sujet est un peu alcoolique. Pour le deuxième, elle a disparu, en quelques mois, dans le courant de l'année 1907. Le troisième enfin conserve encore une petite quantité d'albumine, quantité bien moindre aujourd'hui que lors de sa première poussée en 1907.

Dans tous les cas, on peut affirmer que ces *unirénaux* n'ont pas eu à souffrir, d'une façon qui attire particu-

lièrement l'attention, de cette néphrite de leur rein
unique.

IV. — INFLUENCE DE LA NÉPHRECTOMIE SUR L'ÉTAT GÉNÉRAL

Dans toutes les statistiques on peut lire que la
néphrectomie influence favorablement l'état général.
Par suite de la suppression d'un foyer d'infection qui
déverse constamment, parfois depuis des années, des
toxines dans l'organisme, celui-ci, habitué à lutter
contre cette invasion, est le siège d'une réaction intense.
Aussi, les malades sont-ils à peine sortis de l'hôpital,
que leur poids augmente dans des proportions considérables, atteignant et dépassant même celui qu'ils
avaient avant le début de leurs misères.

D'après Israël, cette augmentation de poids se produit chez 93,5 o/o des néphrectomisés et dans des proportions telles qu'on ne les observe après aucune autre
opération. Il nous dit avoir observé une augmentation
de 90 livres. Dans 4,5 o/o des cas, le poids reste le
même, et dans 3 o/o il s'abaisse. Et cet abaissement,
dit Israël, résulte toujours soit d'une tuberculose pulmonaire, soit d'une tuberculose du rein restant.

Dans la statistique de notre maître nous avons pu
comparer, chez 39 malades, leur poids avant et après
la néphrectomie.

Pour 32 d'entre eux, il y a eu augmentation de
poids, soit une proportion de 82 o/o des cas.

4 ont perdu du poids, soit 10 o/o, sans que toutefois
nous puissions attribuer, comme Israël, cette diminution à une tuberculose en évolution.

Enfin, 3, soit 8 o/o, ont conservé le même poids après la néphrectomie.

Pour ce qui est des augmentations de poids, nous avons pu vérifier une fois de plus l'exactitude du graphique tracé par Pagès dans sa thèse, p. 83. D'une façon générale, pendant la première année après l'opération, le poids s'élève au-dessus du poids normal de l'individu, puis redescend dans le courant de la deuxième année, après des oscillations plus ou moins nombreuses, pour rester ensuite au niveau du poids que le malade avait avant le début de sa tuberculose rénale.

Indépendamment du poids, tous les malades nous reviennent avec un aspect florissant, au point d'en être parfois méconnaissables. Ils racontent que l'appétit est bon, qu'ils vaquent à leurs occupations sans fatigue, ni surmenage, quelques-uns même disent « qu'ils ne se sont jamais trouvés aussi bien portants ».

V. — RÉSISTANCE DE L'AUTRE REIN A LA GROSSESSE
ET AUX MALADIES

Nous avons vu que la majorité des malades atteints de tuberculose rénale étaient, d'après notre statistique et celle de Wildbolz, âgés de 20 à 40 ans. Il en est de même pour les opérés. Aussi, il est intéressant de se demander, au point de vue médical, comment les néphrectomisées supportent la grossesse et, au point de vue social, s'il est bon de permettre le mariage aux néphrectomisées, autant pour elles que pour les enfants qui pourront naître d'elles.

Dans la statistique d'Israël, 29 femmes ont eu

39 accouchements et 3 avortements sans dommage durable du rein. Il survient parfois, à l'occasion de la grossesse, une légère albuminurie, tout comme chez certaines des femmes qui ont leurs deux reins; mais jamais il n'en est résulté une lésion persistante.

En 1909, M. Rafin a donné 5 cas de malades néphrectomisées devenues enceintes une ou plusieurs fois depuis l'opération. Jamais il n'y a eu de troubles durables, une fois de l'albuminurie, et l'inoculation est demeurée négative jusqu'à l'heure actuelle pour 3 d'entre elles. Elle était négative en 1909 pour les 2 autres.

Quant aux enfants nés de ces opérées, abstraction faite de celui qui est né en pleine évolution de la maladie, avant l'opération, 6 sur 9 sont dans un état de santé satisfaisant, 2 morts d'affection intercurrente, 1 de méningite.

Et il concluait qu'on n'est pas en droit de refuser le mariage aux femmes néphrectomisées pour tuberculose unilatérale, si la guérison est démontrée par des inoculations négatives répétées, par la clarification des urines et une amélioration de l'état général.

Des faits nouveaux sont encore venus, depuis 1909, confirmer cette manière de voir. C'est ainsi que 3 des opérées de M. Rafin ont vu évoluer sans incidents leur grossesse; elles n'ont jamais eu le moindre accident éclamptique et l'accouchement à terme a été normal.

Les enfants ne présentent à l'heure actuelle rien de particulier et se développent bien. Et il est à remarquer que, de ces 3 malades, une seule est considérée comme guérie (obs. n° 13 de la thèse de Pagès, p. 125), c'est sa deuxième grossesse depuis l'opération.

Les 2 autres ont encore des inoculations positives qui ne permettent pas d'affirmer que leur rein est indemne de tuberculose.

Notons enfin en passant qu'une des opérées a été atteinte depuis sa néphrectomie d'une scarlatine assez grave soignée par le Dr Balway. Et il ne semble pas que sa qualité d'*unirénale*, non complètement guérie d'ailleurs, ait eu une influence quelconque sur l'évolution de cette maladie. On n'a pas observé de complications, pas même une légère albuminurie.

Une autre de ces malades (obs. 31 de la thèse de Pagès) a été soumise à une anesthésie par l'éther, pour l'ablation d'une tumeur du sein.

Pousson, étudiant, au XIVe Congrès International de Médecine, la valeur des néphrectomisés au point de vue social, ne croit pas que la suppression d'un rein les mette dans un état d'infériorité notable, en particulier, pour ce qui concerne les assurances.

Dans un autre ordre d'idées, Wildbolz, qui a récemment étudié la résistance des *unirénaux* aux poisons, conclut que cette résistance n'est pas sensiblement diminuée.

Il semble bien que l'on puisse conclure de faits semblables que la néphrectomie pour tuberculose unilatérale ne met pas l'organisme dans un état d'infériorité pour supporter les affections diverses auxquelles il peut être soumis.

OBSERVATIONS

Nous avons pensé qu'il ne serait pas sans intérêt de publier ici un résumé très succinct des observations de la thèse de Pagès (Lyon, 1909), en les faisant suivre des quelques notes prises depuis 1909.

Nous ferons d'ailleurs une sélection et ne retiendrons que les cas qui nous paraissent nettement unilatéraux[1].

OBSERVATION 1 (obs. II, th. Pagès, p. 106).

Tuberculose rénale gauche à forme pyonéphrotique. — Séparation endo-vésicale. — Néphrectomie lombaire, le 25 mars 1902. — Guérison constatée 10 ans après l'opération.

V..., juillet 1909. — Etat général excellent. Urine limpide. Albumine : Présence modérée. Mictions : 0-1 la nuit, 4-5 le jour. Douleur = 0. Alcoolisme.

Janvier 1912. — Inoculation négative. Urine limpide. Albumine : 0,25 par litre. Quelques globules blancs. Pas de rouges.

OBSERVATION 2 (obs. IV, th. Pagès, p. 109).

Tuberculose rénale gauche, à forme pyonéphrotique. — Séparation endovésicale. — Néphrectomie lombaire

[1] Nous avons observé pour toutes les observations l'ordre chronologique c'est-à-dire l'ordre dans lequel les malades ont été opérés.

*gauche, le 11 novembre 1902. — Grossesse ultérieure
normale.* — Guérison constatée 9 ans 3 mois après
l'opération.

Mme V..., 8 janvier 1912. — Envoie de l'urine, limpide,
sans albumine, pas le moindre culot. Inoculation négative.

OBSERVATION 3 (obs. XII, th. Pagès, p. 123).

*Tuberculose rénale gauche. — Séparation endovésicale. —
Néphrectomie lombaire, le 25 janvier 1904.* — Guérison constatée 8 ans 4 mois après l'opération.

M. P..., 17 juin 1911. — Envoie de l'urine, limpide, sans
albumine. Culot : Par-ci par-là un rare globule blanc. Inoculation négative.
1er avril 1912. — Inoculation négative.

OBSERVATION 4 (obs. XIII, th. Pagès, p. 125).

*Tuberculose rénale droite, à forme ulcéro-caséeuse. —
Séparation endovésicale. — Néphrectomie lombaire, le
21 avril 1904.* — Guérison constatée 8 ans et 4 mois
après l'opération.

Mme R..., 21 avril 1911. —Etat général bon. Mictions :
2-3 le jour, o la nuit. Douleur = o. Urine limpide. Albumine : Disque net, 0,20 environ. Capacité vésicale :
530 grammes. Culot : Pas de globules blancs, peut-être
1 ou 2. Pas d'hématies. Quelques rares cristaux d'acide
urique.
5 juin 1912. — Est enceinte de sept mois, ne peut venir.
10 juin. — Envoie de l'urine limpide. Culot : ni leucocytes, ni hématies. Albumine = o.
Inoculation négative.

Observation 5 (obs. XVIII, th. Pagès, p. 134).

Tuberculose rénale, à forme ulcéro-caséeuse. — Cathété-
risme urétéral droit. — Néphrectomie lombaire, le
18 janvier 1904. — Trois grossesses ultérieures nor-
males. — Guérison constatée 8 ans 1 mois après l'opé-
ration.

Mme G..., 31 décembre 1910. — Ecrit qu'elle va bien.
29 décembre 1911. — *Idem.*
6 février 1912. — Envoie de l'urine qui arrive putréfiée.
Albumine : Peu, douteuse même. Culot : Cellules épithéliales, débris amorphes, cristaux de phosphates ammo-
niaco-magnésiens. Ni pus, ni sang. Inoculation négative.
Troubles vésicaux persistants.

Observation 6 (obs. XXVI, th. Pagès, p. 155).

Tuberculose rénale, à forme pyonéphrotique, avec périné-
phrite tuberculeuse intense ayant perforé le côlon. —
Cathétérisme urétéral. — Néphrectomie lombaire, avec
suture de la fistule intestinale, malgré la crainte de la
bilatéralité, 13 mai 1905. — Guérison constatée 6 ans
3 mois après l'opération.

C... Marie, septembre 1910. — Ecrit que le côté opéré
n'est pas douloureux, mais qu'elle souffre du côté
opposé.
20 août 1911. — Envoie de l'urine, assez louche. Culot :
Globules blancs en assez grand nombre, pas de globules
rouges. Nombreuses bactéries. Pas d'albumine. Sa lettre
nous apprend qu'elle souffre de l'autre côté et de dilatation
de l'estomac. Elle vomit souvent. Poids : 53 kilogrammes.
Inoculation négative.

Observation 7 (obs. XXVII, th. Pagès, p. 157).

Tuberculose rénale gauche, à forme ulcéro-caséeuse. — Cathétérisme urétéral. — Néphrectomie lombaire, le 14 mai 1905. — Guérison constatée 6 ans 1/2 après l'opération.

Mlle D..., 20 avril 1911. — Etat général excellent. Cicatrice bonne. Mictions : 3-4 la nuit. Le jour, peut rester plus de trois heures sans uriner. Douleur nulle. Capacité vésicale : 100 grammes. Urine un peu louche. Albumine : Traces (environ 5 centigrammes).

Culot : Rares globules blancs, un ou deux rouges. Le culot est formé de débris qui sont ou des cocci ou de l'acide urique.

Inoculation négative.

9 janvier 1912. — Etat général excellent. Poids : 66 kilogrammes. Mictions : la nuit 3-4, le jour toutes les deux heures. Douleur nulle. Capacité vésicale : 120-130 grammes. Urine un peu louche, sans albumine. Culot : Nombreuses hématies, très peu de leucocytes.

Inoculation négative.

Observation 8 (obs. XXVIII, th. Pagès, p. 160).

Tuberculose rénale gauche, à forme pyonéphrotique. — Cathétérisme urétéral. — Néphrectomie lombaire, le 25 mai 1905. — Arthrite du genou droit, puis phlébite de la jambe droite. — Inoculation négative 6 ans 1/2 après l'opération.

Mme D..., 21 novembre 1911. — Etat général bon. Se plaint de quelques douleurs du côté non opéré. Mictions = 0 la nuit, 5-6 le jour. Douleur nulle. Urine limpide, pas d'hématies. Capacité vésicale : 270 grammes, sans albumine. Culot : Quelques globules blancs, dont un gros amas.

Le genou est complètement ankylosé. Poids : 61 kilogrammes.

OBSERVATION 9 (obs. XXXII, th. Pagès, p. 172).

Tuberculose rénale droite, à forme pyonéphrotique. — Néphrectomie lombaire, le 21 juillet 1905. — Guérison constatée 6 ans 1/2 après l'opération.

Mme P..., 8 novembre 1911. — Etat général excellent. Urine limpide, sans albumine. Culot : Très rares globules blancs, sauf un ou deux amas.

Mictions : 2-4 la nuit. Obligée de se lever pour ses enfants, elle en profite pour uriner. A eu un enfant il y a vingt mois. Le premier, celui dont elle était enceinte avant l'opération, ne se développe pas bien, peut-être à cause d'une obstruction nasale.

Cicatrice satisfaisante. Inoculation négative.

OBSERVATION 10 (obs. XXXIV, th. Pagès, p. 178).

Tuberculose rénale droite, fermée. — Oblitération de l'uretère. — Sclérose du rein. — Séparation endovésicale. Cachexie très prononcée. — Néphrectomie lombaire, le 20 janvier 1906. — Mal de Pott dorsal. — Guérison constatée 5 ans 1/2 après l'opération.

Mme V..., mai 1909. — Inoculation négative.

Décembre 1910. — Etat général bon. Gibbosité très marquée. A la radiographie, soudure des XIIe dorsale Ire et IIe lombaires (Arcelin). Urines stériles. Culot : Globules blancs assez nombreux. Quelques cylindres granuleux. Inoculation négative.

Octobre 1911. — Plaie incomplètement cicatrisée. La

malade dit souffrir du côté opposé d'une façon intense. On sent un peu le rein gauche, non augmenté de volume. Capacité vésicale : 3oo grammes. Urine limpide. Albumine : Un peu. Culot : Quelques rares globules blancs. La malade a maigri. Poids : 45 kilogrammes. Inoculation négative.

14 juin 1912. — Etat général assez mauvais. Travaille beaucoup. Plaie en voie de cicatrisation. Urine limpide avec quelques points blancs en suspension. La cytologie n'en a pas été faite. Pas d'albumine. Inoculation négative.

Observation 11 (obs. XXXVIII, th. Pagès, p. 188).

Tuberculose rénale droite, très discrète. — Cathétérisme urétéral. — Néphrectomie lombaire, le 21 mars 1906 (cas opéré avec de très minimes lésions.) — Guérison constatée 6 ans après l'opération.

Mlle R..., 20 avril 1911. — Etat général bon. Poids : 47 kg. 900. Mictions : 0-1-2 la nuit; le jour 5-6 environ. Douleur = 0. Capacité à la seringue : 220 grammes. Souffre un peu à gauche dans la région rénale.

Urine limpide. Albumine : Un peu (10-15 centigrammes environ).

Culot : Un globule blanc, 3 ou 4 éléments qui sont peut-être des hématies. Inoculation négative.

28 mars 1912. — Urine non recueillie à la sonde, un peu louche. Culot formé de cristaux d'oxalate et de rarissimes globules blancs. Pas d'hématies. Traces infimes d'albumine (1-3 centigrammes). Inoculation négative.

Observation 12 (obs. XL, th. Pagès, p. 195).

Tuberculose rénale gauche, à forme nodulaire prédominante. — Cathétérisme urétéral. — Néphrectomie lom-

baire, le 10 avril 1906. — Guérison constatée 5 ans après l'opération.

D..., 27 avril 1911. — L'état général reste bon, quoique le malade n'ait pas engraissé. Mictions = o la nuit, 7-8 le jour. Urine limpide, sans albumine. Cicatrice bonne.
Inoculation négative. Cultures stériles.

OBSERVATION 13 (obs. XLIII, th. de Pagès, p. 205).
Tuberculose rénale droite, à forme pyonéphrotique. — Cathétérisme urétéral. — Néphrectomie lombaire, le 1er août 1906. — Guérison constatée 5 ans 8 mois après l'opération.

M..., 8 mars 1910. — Envoie de l'urine. Pas d'albumine.
Culot : De rarissimes globules blancs, mais de nombreux éléments dus sans doute à la fermentation. Double inoculation négative.
25 mars 1912. — Urine limpide. Pas d'albumine. Dans le culot, par-ci par-là un globule blanc.
Inoculation négative.

OBSERVATION 14 (obs. XLIV, th. Pagès, p. 208).

Tuberculose rénale gauche, à forme caverneuse. — Cathétérisme urétéral. — Néphrectomie lombaire, le 18 octobre 1906. — Guérison constatée 5 ans 8 mois après l'opération.

Mlle B..., 29 juin 1909. — Bon état général. Poids : 48 kg. 500. Urine dépolie par les urates. Dans le culot, très rares globules blancs. Capacité vésicale : 125 grammes. Mictions : 4-5 de 10 heures du soir à 8 heures du matin. Abcès froid costal ouvert spontanément à gauche. Cet abcès est opéré en novembre 1909. A ce moment, dans l'urine quelques globules blancs, quelques globules rouges plus nombreux.

Inoculation négative. Cultures stériles.

Juillet 1910. — Plaie opératoire guérie depuis quinze jours.

Etat général meilleur. Mictions : Toutes les deux heures la nuit, toutes les trois heures le jour. Souffre un peu si elle attend.

Octobre 1911. — Etat général bon. Mictions : 4-5 la nuit, toutes les 4-5 heures le jour. Douleur : Un peu. Urine limpide, sans albumine. Culot : Quelques globules rouges douteux, 1 ou 2 blancs. Inoculation négative. Cultures : Staphylocoques.

Juin 1912. — Séjour à l'hôpital pour récidive de sa lésion thoracique. Curettage. Pas de lésion osseuse, quelques fongosités superficielles. Urine dépolie. Traces douteuses d'albumine. Assez nombreux globules blancs dans le culot.

Inoculation négative.

OBSERVATION 15 (obs. XLVI, th. Pagès, p. 213).

Tuberculose rénale, à forme pyonéphrotique. — Tuberculose génitale. — Séparation endovésicale. — Néphrectomie lombaire, le 18 octobre 1906. — Guérison constatée 5 ans 3 mois après l'opération.

W. N..., 26 octobre 1909. — Poids : 59 kilogrammes. Appétit toujours satisfaisant. Aspect un peu pâle. Mictions : 1 la nuit, 4-5 le jour. Douleur nulle. L'urine a l'aspect et l'odeur de bactériurie. Au microscope, pas de leucocytes, beaucoup de bâtonnets. Pas d'albumine.

On ne sent pas l'autre rein. Au testicule aucune modification. La fistule fermée depuis l'opération s'est rouverte au printemps, elle donne peu de pus. La prostate paraît normale au toucher.

Les cultures des urines ont donné d'abondantes colonies de colibacilles et quelques-unes de staphylocoques Inoculation négative.

18 mai 1910. — Ecrit qu'après un effort il a éprouvé un peu de douleur dans le rein. Poids : 60 kg. 150. Etat général très bon. Rien d'anormal dans l'urine.

5 mai 1911. — Va bien. Reste la nuit de 10 heures à 5 heures sans uriner. Poids : 61 kg. 250. Pas de douleur dans le rein.

Octobre. — *Idem.*

Janvier 1912. — Etat général excellent. Mictions : 0 ou 1 la nuit, le jour 3 à 7. Douleur = 0. Urine assez trouble. Culot : Globules blancs et microbes. Pas d'albumine. Prostate : *Idem.* Testicule gauche, normal. Testicule droit : Une bosselure comme une noisette qui en paraît indépendante. La fistule donne encore un peu. Le trouble de l'urine est dû aux voies urinaires inférieures. Inoculation négative.

Mai 1912. — Ecrit qu'il a un peu de difficulté pour uriner.

OBSERVATION 16 (obs. XLVIII, th. Pagès, p. 219).

Tuberculose rénale gauche fermée. — Poche pyonéphrotique avec calcification. — Cathétérisme urétéral. — Etat général médiocre. — Néphrectomie lombaire, le 9 novembre 1906. — Mal de Pott ultérieur. — Guérison constatée 4 ans 6 mois après l'opération.

Mme B...
Avril 1909. — Inoculation positive.
11 mai 1911. — Inoculation négative.

Observation 17 (obs. LII, th. Pagès, p. 229).

*Tuberculose rénale droite, à forme nodulaire. — Cathété-
risme urétéral. — Néphrectomie lombaire, le 26 janvier
1907. — Légère phlébite droite. — Guérison constatée 5 ans 3 mois après l'opération.*

Mlle D..., 23 avril 1910. — Va bien. Poids : 75 kilo-
grammes. Mictions = o la nuit, 4-5 le jour. Douleur nulle.
Capacité vésicale : 250 grammes. Etat général excellent.
Urine limpide ; dans le culot, 1 globule blanc à peine.
Marche bien, sans fatigue à la jambe qui est un peu plus
grosse à la cheville. Inoculation négative.

20 avril 1911. — Vient pour douleur au pied gauche,
vive, provoquée par la fatigue. Au niveau de l'articulation
astra galo-scaphoïdienne, un peu d'œdème. Pied plat valgus
douloureux.

Mictions = o la nuit, 3-4 le jour. Douleur = o. Capacité vésicale : 400 grammes. Etat général parfait. Inoculation négative.

Juillet. — Rétinite gauche tuberculeuse (D\u1d63 Jacqueau).
Pas d'albumine.

12 mars 1912. — Les troubles oculaires sont améliorés.
Etat général bon. Irrégularité des règles. Arrêt pendant
3 mois, puis pertes continuelles pendant 3 semaines. La
jambe va bien. Plus de bande. Mictions = o la nuit, 3-4 le
jour. Douleur nulle. Pas d'albumine, urine limpide. Dans
le culot pas d'hématies, peut-être un ou deux leucocytes.
Inoculation négative.

Observation 18 (obs. LV, th. Pagès, p. 238).

*Tuberculose rénale gauche, à forme ulcéro-caséuse. —
Cathétérisme urétéral. — Néphrectomie lombaire, le
9 juin 1907. — Guérison constatée 4 ans 6 mois après
l'opération.*

J..., avril 1909. — Inoculation négative.

Mai 1910. — Une petite fistule persiste nécessitant un pansement par semaine.

Novembre. — La plaie est fermée. Etat général excellent. Poids : 81 kilogrammes. Urine limpide. Albumine : Quelques centigrammes. Culot : Un amas de 3 ou 4 globules de pus et par-ci, par-là un autre, peut-être un cylindre granuleux. Mictions : 2-3 la nuit, le jour normales. Douleur nulle. Cicatrice bonne.

Inoculation négative.

Novembre 1911. — Etat général parfait. Urine limpide. Albumine = o. Culot : Par-ci par-là de très rares globules blancs et rouges. Bonne cicatrice.

Inoculation négative.

Observation 19 (obs. LVI, th. Pagès, p. 240).

Tuberculose rénale gauche, à forme ulcéro-caséeuse. — Rétrécissement urétral. — Urétrotomie interne. — Cathétérisme urétéral. — Néphrectomie lombaire, le 22 juillet 1907. — Guérison constatée 4 ans 9 mois après l'opération.

D..., 6 novembre 1909. — Etat général excellent. Mictions : 1 la nuit, le jour 6 à 7. Douleur nulle, parfois un peu de cuisson au bout de la verge. Culot : Pas de globules blancs, quelques cristaux. Pas d'albumine. Cicatrice bonne. Un béniqué 50 passe sans difficulté. Inoculation négative.

18 octobre 1910. — Etat général parfait. Une boule 18 est arrêtée, on en sent le talon. Un 14 passe. Un béniqué 40 passe sans difficulté. Urine limpide, sans albumine. Dans le culot, un globule blanc par-ci par-là. Inoculation positive.

11 janvier 1911. — Un béniqué 40 passe librement. Urine limpide. Albumine : Présence nette. Dans le culot

on trouve difficilement un ou deux globules blancs, mais par-ci par-là un rouge.

Juillet. — Urine limpide. Albumine nulle ou traces douteuses. Culot : Quelques globules blancs, peu nombreux, un par champ, pas de rouge. Inoculation négative.

7 mars 1912. — Etat général excellent. Urine, limpide. Traces d'albumine. Filaments dans le premier verre. Dans le culot, on trouve difficilement 1 ou 2 globules blancs, puis un amas, sans doute un filament (l'urine centrifugée est celle du premier verre). Un explorateur à boule, n° 17, ne peut passer. Un 13 passe à frottement et est arrêté au point extrême, on le sent difficilement par le palper périnéal, et nullement par le toucher rectal.

Inoculation négative.

23 avril. — Urine limpide, sans albumine. Culot : 1 globule blanc, et les cellules épithéliales. On passe une bougie 15.

18 mai. — Urine, limpide, avec de l'albumine nette. On passe un béniqué 51.

Observation 20 (obs. LXIII, th. Pagès, p. 257).

Tuberculose rénale droite à forme pyonéphrotique avec lithiase. — Cathétérisme uretéral. — Néphrectomie lombaire le 17 décembre 1907. — Broncho-pneumonie post-opératoire. — Guérison consattée 4 ans 6 mois après l'opération.

D..., 27 avril 1911. — Etat général excellent. Mictions, quatre fois la nuit, toutes les heures le jour. Urines limpides sans albumine. Dans le culot, quelques globules blancs et pas de rouges. Inoculation (avec le culot de 20 grammes) négative. Cultures stériles.

26 juin 1912. — Etat général excellent. Parfois une lancée dans le rein gauche. Rein non perçu. Un peu d'éventration au niveau de la cicatrice lombaire. Urines limpides

avec des traces infimes d'albumine. Dans le culot, un globule rouge par-ci par-là, mais très rares globules blancs. Inoculation négative.

Observation 21 (obs. LXVII, th. Pagès, p. 269).

Tuberculose rénale droite à forme ulcéro-caséeuse. — Cathétérisme urétéral. — Néphrectomie lombaire le 7 mars 1908. — Amélioration de l'état général. — Tuberculose testiculaire ayant nécessité une épididymectomie. — Guérison constatée 4 ans 1 mois après l'opération.

R..., 15 juillet 1909. — Va bien. Poids : 72 kg. 500. Mictions : 6-8 par vingt-quatre heures. Douleur nulle. Testicule non guéri. Inoculation positive.

Octobre. — Ecrit que l'appétit diminue. Poids : 69 kilogrammes. Envoie de l'urine louche. Dans le culot : De nombreux cristaux d'oxalate et rarissimes leucocytes. Pas d'albumine. Inoculation négative.

19 février 1910. — Etat général bon. Poids : 70-71 kilogrammes. Parfois une petite cuisson en urinant. Petite fistule au testicule.

21 avril. — Pas d'albumine. Dans le culot : Un globule de pus par-ci par-là.

18 août. — A maigri de 7 kilogrammes, mais état général bon. Urine limpide sans albumine. Culot : Un globule blanc. Le testicule droit donne encore un peu de pus.

2 novembre 1911. — Etat général excellent. Poids : 64-65 kilogrammes. Urine limpide. Albumine = 0. Dans le culot, un globule blanc par-ci par-là.

Prostate normale. Le lobe droit est un peu irrégulier. On sent au niveau de la vésicule séminale droite comme un petit cordon. Testicule bien guéri, souple. L'inoculation est négative.

18 avril 1912. — Abcès sur le testicule opéré.

27 avril. — Abcès testiculaire sec. Il persiste un noyau.

Prostate = o. Vésicule séminale gauche = o. Vésicule séminale droite : Un peu d'induration. Déférent droit gros. Urine sans albumine. Dans le culot, un globule blanc. Inoculation négative.

OBSERVATION 22 (obs. LXVIII, th. Pagès, p. 271).

Tuberculose rénale droite à forme pyonéphrotique. — Cathétérisme urétéral. — Néphrectomie lombaire le 28 mars 1908. — Amélioration considérable de l'état général et local. — Guérison constatée 4 ans 3 mois après l'opération.

Mme Y. B..., 10 mars 1912 (lettre du Dr Pagès). — Etat général excellent. Mictions : 5-6 le jour, o-1 la nuit, sans douleur. Urine limpide. Au microscope, très rares leucocytes.

En novembre 1911, il aurait été fait, à Valence, une inoculation positive.

25 mai 1912. — Etat général très bon. Depuis septembre 1910, plus de douleur en urinant. Mictions : o-1-2 la nuit. Le jour, peut rester quatre heures sans uriner. Urine limpide sans albumine. Culot : Cristaux d'acide urique, ni globules blancs, ni globules rouges. Capacité vésicale : 160 grammes; elle dit uriner quelquefois 250 grammes. Cicatrice bonne. Inoculation négative.

OBSERVATION 23 (obs. LXX, th. Pagès, p. 276).

Tuberculose rénale gauche à forme pyonéphrotique et avec phlegmon périnéphrétique. — Cathétérisme urétéral et séparation endovésicale. — Néphrectomie lombaire le 22 avril 1908. — Plaie cicatrisée en mai 1909. — Guérison constatée 4 ans après l'opération.

Mme C..., mai 1910. — Etat général excellent. Poids :

42 kilogrammes. Mictions : Toutes les deux heures, la nuit et le jour. Douleur nulle. Urine limpide sans albumine. Capacité vésicale : 125 grammes. Inoculation négative.

5 mai 1911. — Etat général excellent. Cicatrice bonne. Urine dépolie, sans albumine. Dans le culot, assez nombreux globules blancs, quelques hématies. Mictions : toutes les heures le jour, toutes les heures ou demi-heures la nuit. Capacité vésicale : 70 grammes. Inoculation négative.

15 mars 1912. — Etat général excellent. Poids : 40 kilogrammes. Mictions : Reste deux heures au plus la nuit. Urine parfois 10 fois dans une nuit. Le jour, toutes les deux heures. Douleur = 0. Capacité vésicale à la seringue : 150 grammes. Il y a une grande variabilité dans l'état général.

Urine limpide, pâle, sans albumine. Culot : Un petit amas de globules blancs. Inoculation négative.

Observation 24 (obs. LXXI, th. Pagès, p. 279).

Tuberculose rénale gauche à forme ulcéro-caséeuse. — Rétrécissement de l'urètre et phlegmon périnéal. — Cathétérisme urétéral. — Néphrectomie lombaire le 15 mai 1908. — Guérison constatée 3 ans et 10 mois après l'opération.

S..., 2 décembre 1909. — Etat général aussi bon. Mictions : 1 la nuit, normales le jour. Sans douleur. Urine filamenteuse, sans albumine. Un explorateur à boule 19 est arrêté au bulbe; on la sent par le palper périnéal. Un 13 passe. Rétrécissement certain. Plaie périnéale incomplètement cicatrisée.

24 juin 1911. — Etat général excellent. A eu la grippe et un peu d'angine l'hiver dernier. Mictions : 1 la nuit, normales le jour. Parfois un peu de cuisson. Plaie rénale cicatrisée depuis décembre 1909. Celle du périnée est fermée depuis plus d'un an.

Urine limpide. Dans le culot, quelques globules blancs, pas de rougeur.

Albumine évaluable à 25 centigrammes par litre. Pas de cylindres.

Cicatrice assez bonne. Pas d'éventration.

Testicules : Epididyme gauche un peu induré.

Prostate = o. Vésicule gauche indurée, grosse. Vésicule droite = o.

Urètre : Un explorateur à boule 18 est arrêté. On sent le talon par le palper périnéal. Un 14 passe avec un ressaut. On passe une bougie 10.

Inoculation négative. Cultures : Une seule colonie de staphylocoques.

8 mars 1912. — En septembre 1911, plus d'albumine. En décembre 1911, son pharmacien en aurait trouvé. Etat général bon.

Urine limpide. Albumine : 10 centigrammes environ. Culot : Quelques leucocytes.

Un explorateur 17 est arrêté. Un 14 passe et on sent le rétrécissement. Pas d'éventration. Inoculation négative.

3 juin. — Urine dépolie. Albumine : Un peu. Culot : Quelques globules blancs. Une bougie 15 passe.

OBSERVATION 25 (obs. LXXV, th. Pagès, p. 289).

Tuberculose rénale droite à forme caverneuse. Cathétérisme urétéral. Néphectomie lombaire, le 13 août 1908. — Guérison constatée 3 ans 8 mois après l'opération.

C..., 21 juin 1911. — Depuis le mois de janvier, le malade se plaint de maux de tête, vertiges, douleurs d'estomac. Urine limpide avec une quantité assez importante d'albumine. Culot : Nombreuses cellules épithéliales; pas d'hématies ; quelques leucocytes ; pas de cylindres.

5 juillet. — Est au régime lacté depuis quinze jours. Albumine = o. Se plaint toujours de l'estomac. Inoculation positive.

4 août — Albumine = o. Se plaint de vives douleurs gastriques. Urine non recueillie à la sonde : Quelques leucocytes, pas d'hématies. Inoculation négative.

8 mars 1912. — Urine limpide. Albumine = o. Inoculation négative.

OBSERVATION 26 (obs. LXXVI, th. Pagès, p. 29).

Tuberculose rénale gauche à forme pyonéphrotique. — Cathétérisme urétéral. Néphrectomie lombaire gauche le 18 août 1908. — Guérison constatée 2 ans 10 mois après l'opération.

D..., 11 décembre 1909. — Ecrit qu'elle éprouve un peu de cuisson en urinant et une sensation de gonflement de la vessie.

27 février 1910. — Depuis décembre 1909, elle n'a plus rien ressenti, sauf la semaine dernière, une légère cuisson après une grande fatigue. Pas d'albumine. Bon appétit.

15 juin 1911. — Ecrit qu'elle va bien. Quelquefois un peu de cuisson. Mictions : o la nuit, 4 le jour. Envoie de l'urine fermentée. Dans le culot : Microbes. Ni pus ni sang. Pas d'albumine.

6 juillet — Etat général excellent. Poids : 70 kg. 3oo. Urine limpide sans albumine. Culot : 1 ou 2 globules blancs. Parfois encore un peu de cuisson en urinant. Capacité vésicale : Plus de 3oo grammes. Bonne cicatrice. Inoculation négative.

OBSERVATION 27 (obs. LXXVII, th. Pagès, p. 293).

Tuberculose rénale gauche à forme ulcéro-caséeuse. Cathétérisme urétéral. Néphrectomie lombaire. Phlébite légère. — Guérison constatée 3 ans 11 mois après l'opération.

M..., 8 janvier 1910. — Inoculation négative. Cultures stériles.

28 mars 1911. — Urine limpide. Albumine = o. Culot:
Ni leucocytes, ni hématies. Inoculation négative.

6 juillet 1912. — Inoculation négative.

OBSERVATION 28 (obs. LXXIX, th. Pagès, p. 297).

*Tuberculose rénale gauche à forme nodulaire. — Mal de
Pott lombaire. — Cathétérisme urétéral. — Néphrectomie lombaire le 6 novembre 1908. — Plaie fermée
en juin 1909. — Guérison constatée 3 ans 2 mois
après l'opération.*

Mlle D..., 7 mai 1910. — Etat général bon mais peu d'appétit. Poids : 52 kilogrammes. Mictions : La nuit 2-3 et parfois
davantage. Le jour, 4-5. Douleur = o. Capacité vésicale
= 3oo grammes. Urine limpide. Albumine = o. Culot :
1 globule blanc. Cicatrice assez bonne, un peu de tendance
à l'éventration. Inoculation négative.

3o janvier 1912. — A maigri un peu et a toussé l'hiver dernier. Mictions : 1 la nuit, 5-6 le jour. Douleur nulle.
L'urine non recueillie à la sonde est louche ; le culot est
composé de cellules épithéliales. Ni leucocytes, ni hématies.
Pas d'albumine. Rein droit très mobile. La malade en
souffre un peu.

Inoculation négative.

OBSERVATION 29 (obs. LXXX, th. Pagès, p. 299).

*Tuberculose rénale gauche ulcéro-caséeuse. — Séparation
endovésicale. — Néphrectomie lombaire le 6 novembre
1908. — Guérison constatée 3 ans 5 mois après
l'opération.*

Mme M..., 23 février 1910. — Etat général excellent.
Inoculation négative. Les cultures ont donné du staphylocoque.

6 mai — La plaie a été fermée 9 mois après l'opération. Etat général excellent. Poids : 53 kilogrammes. Urines troubles, un peu mal odorantes. Dans le culot, nombreux bâtonnets, nombreux leucocytes et 1 ou 2 globules rouges. Albumine : Présence modérée.

Cultures : Quelques colibacilles et nombreux staphylocoques.

Capacité vésicale : 175 grammes. Mictions : 4-5 la nuit; toutes les deux heures le jour.

Avril 1911. — Etat général excellent. Mictions : 4-5 la nuit, le jour, toutes les heures. Douleur nulle. Faible quantité d'albumine. Urine louche. Capacité vésicale : 180 grammes.

Dans le culot : Assez nombreux globules blancs, nombreux globules rouges, innombrables hématies. Inoculation négative.

8 mars 1912. — Etat général très bon. Urines : troubles et mal odorantes. Inoculation négative.

Mictions : 4-5 la nuit; toutes les deux heures le jour. Douleur = o.

OBSERVATION 3o (obs. LXXXI, th. Pagès, p. 3o2).

Tuberculose rénale gauche à forme nodulaire. — Cathétérisme urétéral. — Néphrectomie lombaire le 24 novembre 1908. — Guérison constatée 3 ans 3 mois après l'opération.

Ch..., 7 mai 1910.—Etat général excellent. Poids : 66 kg. 5oo. Mictions : 2-3 la nuit, 4-5 le jour. Douleur = o.

Plaie fermée depuis 2 à 3 mois. Urine à peine louche. Albumine = o. Inoculation positive.

3o novembre 1910. — Dans l'urine : globules blancs assez nombreux, quelques globules rouges. Inoculation négative.

8 février 1912. — Etat général bon. Cicatrice bonne.

Urine presque limpide avec quelques filaments. Dans le culot : quelques leucocytes et quelques hématies. Pas d'albumine. Testicules = o. Prostate : Lobe gauche normal; lobe droit semble un peu bilobé. Mictions : 2 la nuit, 5-6 le jour.

Inoculation négative.

OBSERVATION 31 (obs. LXXXVII, th. Pagès, p. 317).

Tuberculose rénale gauche à forme pyonéphrotique. — Cathétérisme urétéral. — Néphrectomie lombaire gauche le 16 février 1909. Erysipèle de la face. — Guérison constatée 2 ans 10 mois après l'opération.

S..., 29 mai 1909. — Inoculation négative.

21 octobre. — Son mari donne les nouvelles suivantes : Etat général bon. Plaie pas tout à fait cicatrisée. Température de 37°2 à 37° 6 le soir. Mictions : 2-3 la nuit, 4-5 le jour. Douleur nulle. Se plaint d'un peu de raideur à l'épaule.

29 décembre. — Plaie non cicatrisée. Appétit bon. Enorme bosse au niveau de la plaie.

7 mai 1910. — La plaie n'est toujours pas cicatrisée, mais se ferme de plus en plus. Bon état général. Pèse 110 kilogrammes. Eventration de la plaie. Souffre au niveau du pied droit.

Juin 1910. — Il reste peu de chose à la plaie. Crise douloureuse à droite, probablement hépatique. Inoculation négative.

3 août — La malade est revenue à son état normal (Dr Desportes).

22 octobre. — Etat général parfait. Plus de douleur articulaire. Il persiste une petite plaie de 2 centimètres. Eventration marquée. Urine limpide (à la sonde). Quantité assez importante d'albumine. Dans le culot : Quelques rares leucocytes et quelques rares globules rouges. Capacité: 175 grammes. Mictions : 3 la nuit, 4-5 le jour. Douleur nulle. Inoculation négative.

23 novembre 1911. — Etat général excellent. Poids : 111 kilogrammes. Urine louche. Albumine : 10 à 15 centigrammes. Dans le culot : Quelques globules blancs, pas d'hématies, innombrables bâtonnets. Capacité vésicale : On trouve 100 grammes dans la vessie, mais au lavage, 20 grammes provoquent le besoin d'uriner. Mictions : 2-3 la nuit, 6 le jour. Plaie complètement cicatrisée fin avril 1911.

Eventration importante. Inoculation négative.

OBSERVATION 32 (obs. LXXXVIII, th. Pagès, p. 320).

Tuberculose rénale droite à forme hydronéphrotique. — Cathétérisme urétéral. — Néphrectomie lombaire le 1ᵉʳ avril 1909. — Guérison constatée 3 ans après l'opération.

Mˡˡᵉ R..., 17 août 1909. — Plaie presque fermée. La vessie fait toujours souffrir.

Novembre 1909. — La plaie a été fermée en septembre. L'urine a de nombreux leucocytes et quelques hématies. Culture stérile. Inoculation négative.

8 mai 1910. — Mictions : 5-6 le jour, 3-4 la nuit. Un peu de douleur en urinant. Appétit bon. Etat général satisfaisant.

10 juin. — Ecrit qu'elle souffre en urinant. Mictions : 4-5 la nuit, 8 le jour. Température : 38 degrés le soir, 37° 5 le matin.

22 juin. — Les cultures donnent du colibacille et du staphylocoque. Inoculation positive.

8 mars 1912. — Séjour à l'hôpital pour cystite avec infection secondaire. La vessie est recouverte d'une épaisse couche grisâtre. Inoculation négative.

Mai — La vessie est nettoyée. Urine un peu louche avec des globules rouges assez nombreux et quelques leucocytes. Pendant son séjour à l'hôpital, la malade a subi de grands lavages nitratés qui ont débarrassé peu à peu la vessie. Au cystoscope, la muqueuse n'est pas absolument normale, mais la vessie est propre.

Juin. — L'urine est encore un peu trouble. Bonne capacité. Douleur très légère à la miction. Mictions : 4-5 la nuit; le jour, toutes les heures et demie.

OBSERVATION 33 (obs. XC, th. Pagès, p. 323).

Tuberculose rénale droite. — Cathétérisme urétéral. — Etat général mauvais. — Néphrectomie lombaire le 27 avril 1909. — Guérison constatée 2 ans 9 mois après l'opération.

F..., 15 juin 1909. — A engraissé de 4 kilogrammes. Mictions : 10 la nuit, tous les trois quarts d'heure le jour. Urine limpide. Traces infimes d'albumine.

20 décembre. — Plaie cicatrisée.

30 mars 1910. — Etat général excellent. Poids : 51 kilogrammes. Cicatrice bonne. Mictions : 4-6 la nuit ; le jour, au plus toutes les deux heures. Douleur : presque plus, un peu le soir, surtout avant les règles. Uretère gauche non perçu. Urine limpide avec des traces infimes d'albumine. Dans le culot : Quelques rares globules blancs, rarissimes globules rouges. Culture et inoculation négatives.

3 janvier 1912. — Ecrit qu'elle va bien. Souffre un peu de la vessie. Envoie de l'urine. Culot : Rares globules blancs, nombreux cocci ; pas d'albumine. Inoculation négative.

OBSERVATION 34 (obs. XCII, th. Pagès, p. 326).

Tuberculose du rein gauche en voie d'exclusion. — Cathétérisme urétéral. — Néphrectomie lombaire, le 11 mai 1909. — Guérison constatée 2 ans 6 mois après l'opération.

Mlle A..., 12 février 1910. — Sa mère écrit : Etat général

excellent. Poids stationnaire : 8o kilogrammes. Double inoculation négative. L'urine, qui était limpide, est devenue très trouble. La vessie est douloureuse. Le D\u02b3 Raynaud écrit quelques jours après que l'urine, qui était simplement dépolie, charrie des grumeaux. Capacité vésicale = 200 grammes.

22 juin. — Etat général parfait. Poids : 79 kilogrammes. Capacité vésicale à la seringue = 180 grammes. Urine louche. Un peu d'albumine, due au sang certainement, car dans le culot, peu de globules blancs, mais de nombreuses hématies. Mictions : 1 ou 2 la nuit, 6-7 le jour. Un peu de douleur.

Inoculation positive.

Septembre 1910. — Sa mère écrit qu'elle se marie.

Novembre 1911. — Le D\u02b3 Raynaud écrit qu'elle va bien. Etat général superbe. L'urine serait tantôt claire, tantôt trouble (non recueillie à la sonde) et alors un peu de cuisson. Reste quatre heures et plus sans uriner le jour. Une miction la nuit.

Urine recueillie aseptiquement par le D\u02b3 Raynaud donne des colonies de staphylocoques. Pas d'albumine. Dans le culot : Quelques rares globules blancs. Double inoculation négative.

Les observations qui suivent sont postérieures à la thèse de Pagès; elles sont inédites; aussi nous étendrons-nous davantage. Le nombre placé entre parenthèses indique le numéro d'ordre chronologique des observations.

OBSERVATION 35 *(n° 94)*.

*Tuberculose rénale gauche ulcéro-caséeuse. — Cathété-
risme urétéral. — Néphrectomie lombaire le 26 juin
1909. — Guérison constatée 3 ans après l'opération.*

G..., trente ans, voyageur de commerce, entre à l'hôpital
Saint-Joseph en juillet 1908.

Antécédents généraux. — Un frère et son père sont tuberculeux. Personnellement, bronchite du sommet gauche
en 1905. Fistule à l'anus opérée en 1907.

Antécédents spéciaux. — Pas d'hématurie. Pas d'émission
de graviers. Pas de blennorragie. A été sondé par le
Dr Martin, de Châlon-sur-Saône, à l'occasion d'une crise
douloureuse. Affection actuelle : début en février 1908 par
une crise douloureuse dans la région rénale gauche, qui dura
deux heures et fut suivie de l'expulsion de grumeaux de
pus et de débris de membranes. Un mois après, nouvelle
crise analogue. Entre les crises, les urines sont limpides.
Après la crise, elles sont troubles. Un mois avant l'entrée,
les crises sont plus fréquentes et moins fortes et les urines
toujours troubles.

Etat actuel. — Mictions : le jour 2-3, la nuit 0. Douleur
terminale légère. Urines pâles et troubles.

Examen bactériologique (Dr Faÿsse). — Examen direct :
Pas de bacilles de Koch. Nombreux amas de cocci.

Cultures : Abondantes colonies de staphylocoques.

Examen chimique. — Quantité de vingt-quatre heures :
1.600 centimètres cubes.

Urée : 17 gr. 83 par litre; 28 gr. 52 par vingt-quatre
heures.

Phosphates : 1 gr. 36 par litre; 2 gr. 17 par vingt-quatre
heures.

Chlorures : 10 gr. 10 par litre; 16 gr. 16 par vingt-
quatre heures.

Vessie, capacité : 240 grammes.

Reins : Rein droit non perçu. Région rénale gauche un peu moins dépressible.

Testicules = o.

Prostate : Lobe droit = o. Lobe gauche : Un petit noyau gros comme un petit pois en haut. Douleur vive au toucher du côté gauche au-dessus de la prostate.

Etat général. — Très bon au début de ces malaises rénaux, est un peu altéré maintenant. A un peu maigri depuis quelques jours.

Cathétérisme du rein droit. — En trois quarts d'heure, on obtient deux prises de 1 centimètre cube chacune. La première est pâle et trouble, et contient quelques leucocytes, en amas. La deuxième contient des globules rouges, pas de leucocytes. Inoculation avec cette prise, négative.

Nouvel examen un mois plus tard. Double inoculation avec l'urine droite, négative.

On propose l'opération. Pour des raisons extramédicales, le malade demande à attendre. Il revient en juin 1909. Etat général bon. Poids : 69 kg. 700. Mictions toujours fréquentes, non douloureuses. Auscultation négative.

26 juin 1909. — *Néphrectomie lombaire gauche* sans incidents. Le rein qui pèse 120 grammes porte des lésions discrètes mais diffuses : une caverne, un noyau d'infiltration grise, et de très fines granulations disséminées. L'uretère ne paraît pas envahi macroscopiquement.

15 juillet. — Suites bonnes. Plaie incomplètement guérie, encore un drain. Urine limpide, albumine = o. Mictions : 1 la nuit, le jour toutes les deux ou trois heures.

23 octobre. — Plaie fermée depuis quelques jours seulement. Cicatrice bonne. Etat général bon. Poids : 67 kg. 500. Très bon appétit. Mictions = o la nuit, 3-8 le jour. Douleur = o. Urine limpide sans albumine. Culot : 2 ou 3 globules blancs sur le champ du microscope, quelques cristaux d'acide urique. Cultures stériles. Inoculation négative.

25 mai 1911. — Ecrit qu'il va bien.

6 juillet. — Urine limpide. Albumine : 50 centigrammes

environ. Culot : par-ci par-là, 1 ou 2 globules blancs, et quelques hématies douteuses. Pas de cylindres. Inoculation négative. Poids : 67 kilogrammes. Aux deux sommets, surtout à gauche, des craquements.

21 mai 1912. — Etat général excellent. Tousse toujours un peu. Les lésions pulmonaires ne sont pas aggravées. Poids nu : 70 kilogrammes. Urines limpides avec des traces d'albumine. Dans le culot, par-ci par-là, 1 globule blanc et 1 rouge. Mictions = o la nuit, le jour 4-5. Douleur = o. Inoculation négative.

OBSERVATION 36 (n° *99*).

Tuberculose du rein droit en voie d'exclusion. — Séparation des urines et cathétérisme urétéral. — Néphrectomie lombaire droite, le 31 août 1909. — Guérison constatée 2 ans 8 mois après l'opération.

M{Ⅱe} M..., institutrice, entre à l'hôpital Saint-Joseph en août 1909.

Antécédents généraux. — Héréditaires : Rien à signaler.

Personnels : Bronchite dans l'enfance. Pleurésie en 1902. Résection du genou pour arthrite.

Antécédents spéciaux. — Pas d'hématuries, pas de graviers.

L'affection actuelle aurait débuté en 1903, un an après la résection. C'est à ce moment que la malade a commencé à souffrir du rein droit. Depuis, plusieurs fois par an, crises plus aiguës qui durent huit jours, avec peu de température 38°3, sans irradiations autres que dans le flanc. Depuis deux ou trois ans, mictions plus fréquentes. Après les crises elle a de la polyurie. La durée des crises n'excède pas douze jours.

Etat actuel. — Mictions : La nuit 4-5, le jour toutes les deux heures. Douleur = o.

Urine : Très peu purulente.

Vessie, capacité vésicale : 240 grammes.

Reins : Non perçus.

Etat général. — Passable. Au sommet droit, petites sibilances en arrière, en avant expiration prolongée.

21 août 1909. — *Cathétérisme urétéral gauche.*

L'orifice urétéral droit n'est pas vu très distinctement. L'orifice urétéral gauche est normal, on le cathétérise ; la sonde bute à quelques centimètres. Urine : jaune, peu ambrée, un peu de polyurie.

Première prise : Traces douteuses d'albumine. Culot : rarissimes globules blancs.

Deuxième prise après 15 grammes d'écoulement : on trouve des globules rouges en quantité, pas de leucocytes. On l'inocule. L'inoculation sera négative.

28 août. — *Séparation des urines.* L'urine droite peu abondante contient du pus, l'urine gauche n'en contient pas.

31 août. — *Néphrectomie lombaire droite* sans incidents. Le rein pèse 320 grammes. Il présente au pôle supérieur une vaste caverne et en dedans une autre poche paraissant être une dilatation du bassinet. A la région moyenne une poche, vaste, à parois lisses, d'aspect hydronéphrotique. A la partie inférieure une petite caverne au milieu d'une zone de tissu sain. Un fragment de ce rein inoculé au cobaye, le tuberculise rapidement.

Bonnes suites opératoires.

21 septembre.— La malade a une douleur dans le mollet. A l'examen on ne trouve pas d'œdème, mais la pression est douloureuse sur le trajet de la saphène externe.

1er octobre. — Toujours les mêmes douleurs dans la jambe, sans signes physiques de phlébite. Température : 38 degrés et 38°7.

Mictions : 2-3 la nuit, 3-4 le jour. Urine limpide.

4 novembre. — Il persiste une fistule peu profonde, large de 1 centimètre. Bon état général. Bon appétit. Poids : 54 kilogrammes.

Mictions : 2 la nuit, le jour 3-4. Douleur nulle. Capacité vésicale : 170 grammes. Urine limpide. Culot minime composé de nombreux bâtonnets. Peu de globules blancs, très peu d'hématies.. Un peu d'albumine. Les cultures donnent de nombreuses colonies de staphylocoques. Inoculation négative.

Mars 1910. — Urine : rarissimes globules blancs. Inoculation négative.

26 juillet. — Ecrit qu'elle va bien, mais la température atteint parfois 38°1. Les mictions sont moins fréquentes. Quantité d'urine de vingt-quatre heures : 1.250 centimètres cubes. Pas de douleur en urinant. Capacité vésicale : 80 grammes. Urine limpide, un peu d'albumine. Poids : 56 kilogrammes.

27 avril 1911. — Etat général excellent. Poids : 56 kilogrammes.

Mictions : 0-2 la nuit, 4-6 le jour. Douleur = 0. Urine limpide, un peu d'albumine. Culot : Pas d'hématies. 1 globule blanc, pas de cylindres.

Plus de fièvre depuis six mois. Eventration importante. Inoculation négative.

13 juillet. — Se plaint de quelques douleurs très vives et passagères au niveau du foie. L'urine non recueillie à la sonde est limpide et contient un peu d'albumine.

12 mars 1912. — En septembre 1911, revenant de Vichy, a une violente crise hépatique, sans ictère. Une fois par mois depuis lors, vomissements avec douleurs pendant deux ou trois heures.

Etat général assez bon, mais presque tous les jours la température atteint 38 degrés. Mictions : la nuit 0 ou 1 ; le jour, 6. Douleur = 0. Urine limpide. Albumine : environ 15 centigrammes. Culot : pas de globules blancs, ni de rouges, mais nombreux cylindres granuleux. Capacité vésicale : 120 grammes. Inoculation négative.

Rien aux poumons. Un peu de douleur dans la tibiotarsienne droite.

OBSERVATION 37 (n° 101).

Tuberculose rénale gauche. — Cathétérisme urétéral impossible, vu la faible capacité vésicale.— Incision explora-

trice droite. Néphrectomie lombaire gauche le 31 août 1909. — Guérison oonstatée 2 ans 8 mois après l'opé- ration.

B..., vingt-neuf ans, sous-officier au 29° chasseurs, entre à l'hôpital Saint-Joseph le 23 juillet 1909.

Rien dans les antécédents héréditaires ni personnels. Pas de blennorragie.

L'affection actuelle a débuté en janvier par une légère brûlure à la miction pendant huit jours. A partir de ce moment, les mictions sont devenues un peu plus fréquentes, mais sans douleurs. Aggravation en octobre 1908. A ce moment on lui fait des injections d'huile gaïacolée, et il s'en fait lui-même pendant quatre mois. En février 1909, hématurie qui se renouvelle quelques jours avant l'entrée.

Etat actuel. — Mictions : le jour toutes les dix minutes, la nuit toutes les demi-heures. Douleur légère au début.

Vessie, capacité : 20 grammes. Testicules : Néant.

Prostate : Toute petite, mais inégale; à sa surface, on perçoit de petits noyaux ; vésicule séminale gauche un peu augmentée de volume. Vésicule droite non perçue.

Reins : N'en a jamais souffert. Le rein gauche est mani- festement augmenté de volume.

28 juillet 1909. — Cathétérisme urétéral sous anesthésie au mélange de Bilroth. On parvient pendant l'anesthésie à mettre 40 grammes de liquide dans la vessie. La sonde est introduite dans l'uretère; il vient quelques gouttes d'urine; mais en voulant retenir le cystoscope, la sonde urétérale sort, et on ne peut parvenir à la réintroduire.

3 août. — Tentative de cathétérisme urétéral gauche sans succès.

19 août. — Etat stationnaire. Le rein droit est perçu dans la moitié inférieure et semble un peu augmenté de volume.

Le rein gauche est plus gros et donne une sensation plus diffuse, de sorte qu'on peut dire : rein gauche malade, rein droit simplement augmenté de volume.

31 août. — Intervention en raison du mauvais état général.

I. *Lombotomie exploratrice droite.* — Le rein droit est un peu volumineux, sans tubercules ni granulations, se laisse facilement décortiquer; on le considère comme suffisant.

II. *Néphrectomie lombaire gauche.* — L'uretère est considérablement augmenté de volume, on cautérise son bout inférieur.

Le rein enlevé est volumineux et présente plusieurs cavernes à la coupe. A la partie moyenne, une cavité comme une petite noix à paroi lisse comme serait celle d'un kyste. Le bassinet est un peu dilaté. La substance rénale qui persiste a l'aspect du rein atteint de néphrite parenchymateuse.

17 septembre. — Suites opératoires simples mais l'état général se relève très lentement, pas de fièvre. Mictions toutes les dix minutes. L'urine est fétide.

8 octobre. — Etat général bon. Le malade se sent moins déprimé. Amélioration sensible dans la fréquence des mictions. Le malade reste maintenant trois quarts d'heure sans uriner, alors que il y a à peine huit jours, il urinait toutes les cinq ou dix minutes. 2 litres d'urine en vingt-quatre heures. Poids : 50 kilogrammes; il pesait 49 kg. 500 avant l'opération. Quitte l'hôpital.

17 avril 1910. — L'urine envoyée est modérément trouble, albumine un peu, suffisamment expliquée par le sang et le pus. Culot : nombreux globules blancs et quelques hématies. Inoculation négative. Le malade écrit que son état général est excellent. Les mictions sont fréquentes et nécessitent le port d'un urinal. Douleur un peu avant la miction qui le soulage.

La plaie est fermée depuis fin décembre 1909.

17 janvier 1911. — Urine simplement louche avec des traces d'albumine.

Mars. — Inoculation négative.

Novembre. — Lettre : Etat général bon, l'urine s'améliore.

10 janvier 1912. — Urine trouble, un peu d'albumine. Culot : globules blancs et rouges en assez grand nombre et nombreux microbes, probablement bactéries de fermentation. Inoculation négative.

OBSERVATION 38 *(n° 103)*.

Tuberculose rénale droite. — Cathétérisme urétéral sans
résultat — Lombotomie exploratrice gauche. —
Néphrectomie lombaire droite le 13 novembre 1909.
— Guérison constatée 2 ans 3 mois après l'opération.

P..., trente ans, cultivateur, entre à l'hôpital Saint-Joseph, le 25 octobre 1909.

Antécédents généraux. — Rien de particulier.

Antécédents spéciaux. — A été sondé en mars et avril 1909. Pas de blennorragie.

Il y a trois ans, troubles gastriques et poussées d'entérite muco-membraneuse.

Début des symptômes actuels en décembre 1908, par une crise violente, probablement néphrétique. Cette crise fut suivie de dysurie, sensation de brûlure légère surtout à la fin de la miction. Fréquence des mictions : 3-4 la nuit, 10 le jour. Depuis le mois de décembre 1908, aucune amélioration, au contraire exagération des symptômes urinaires : douleurs plus fortes, mictions plus fréquentes, hématuries nombreuses.

Etat actuel. — Mictions : 7-8 la nuit, 20 le jour.

Douleur : Surtout terminale.

Urines : Troubles, cultivant des staphylocoques. Au microscope, on a de très nombreux globules blancs et rouges. Le cobaye inoculé est tuberculeux.

Vessie, capacité : 130 grammes.

Urètre : Un explorateur à boule n° 18 passe librement.

Prostate : Petite. Lobe gauche = o. Le lobe droit porte un noyau comme un gros pois saillant et dur. Vésicules séminales = o.

Reins : Gauche = o. Droit moins dépressible.

Testicules : = o.

Etat général bon, appétit conservé. Poids : 54 kg. 500. Auscultation négative.

2 novembre 1909. — *Cathétérisme urétéral.* L'orifice
urétéral droit est béant. Le gauche est absolument normal.
Une sonde n° 6 est introduite, elle bute à 2 centimètres et
rien ne coule.

3 novembre. — Après la cystoscopie d'hier le malade a
uriné facilement ; aujourd'hui rétention, on le sonde quatre
fois. Cette rétention dure trois jours.

8 novembre. — Injection de bleu de méthylène. Elimination suffisante, de durée normale ; le bleu a été remplacé
au bout de vingt heures par du chromogène.

12 novembre. — Injection de phloridzine.

Injection faite à 5 heures du matin. L'élimination du
sucre commence à 5 h. 1/2 et se continue jusqu'à 7 h. 1/2.
Quantité d'urine : 412 centimètres cubes.

Dosage du glucose éliminé : 7 gr. 50 pour 1 litre,
3 gr. 09 pour 412 centimètres cubes (Dr Faysse).

13 novembre. — *Intervention.*

Premier temps : Lombotomie exploratrice gauche. Rein
plutôt petit, non bosselé, d'aspect sain.

Deuxième temps : Néphrectomie lombaire droite. Rein
fortement adhérent. Ligature de l'uretère et cautérisation
du bout inférieur. Pince à demeure sur le pédicule trop
court.

Le rein pèse 95 grammes, très bosselé extérieurement. A
la coupe, nombreuses cavernules remplies de substance
caséeuse. En somme, atrophie scléro-caséeuse du rein.

Suites relativement simples, mais avec de la température. L'état général se relève lentement.

14 décembre. — Petit abcès à l'aine droite.

20 décembre. — Etat général s'améliore nettement.
Urine presque limpide, un peu plus trouble depuis que le
malade se lève. Mictions : 9 la nuit, 6 le jour. Douleur :
Assez vive en urinant.

3 janvier 1910. — Urine presque limpide. Disque
très léger d'albumine. Le trouble est dû sans doute à de
petites hématuries. Inoculation positive.

9 février. — Se plaint de la vessie. Urine toutes les heures nuit et jour. A repris 2 kilogrammes.

Mai. — A gagné 9 kilogrammes depuis son opération. Mictions : 6 à 7 de 9 heures du soir à 7 heures du matin, toutes les heures le jour. Douleur : Assez vive. Plaie incomplètement cicatrisée. Urine modérément trouble, un peu d'albumine. Dans le culot, quelques globules blancs et rouges.

Mai 1911. — Etat général très amélioré. Plaie cicatrisée depuis août 1910. Bonne cicatrice. A eu en août 1910 une poussée de tuberculose testiculaire gauche, et en septembre à droite.

Les deux se sont terminées par un abcès ouvert spontanément; au testicule droit, il persiste une petite fistule. Les deux épididymes sont considérablement augmentés de volume et bosselés. Prostate non hypertrophiée, petite et dure. Vésicules séminales = o. Urine peu trouble. 6-8 mictions la nuit, autant le jour. Peu de douleur. Inoculation positive.

30 janvier 1912. — Envoie de l'urine. Un peu d'albumine. Etat général aussi satisfaisant que possible. Bon appétit. Mictions : 7-8 la nuit en dix heures. Douleur en urinant. Abcès récidivant des testicules.

Inoculation négative.

OBSERVATION 39. (n° *106*).

*Tuberculose rénale droite à forme ulcéro-caséeuse. —
    Cathétérisme urétéral. — Néphrectomie lombaire
    droite le 8 janvier 1910. — Guérison constatée 2 ans
    3 mois après l'opération.*

Mlle Ch..., vingt et un ans, entre à l'hôpital Saint-Joseph en novembre 1909.

Antécédents généraux. — Père mort il y a quatorze ans, de tuberculose pulmonaire. Personnellement santé délicate, mais pas d'affection pulmonaire, pas d'abcès. Pas de scarlatine.

Antécédents spéciaux. — Rien à signaler.

La maladie actuelle a débuté il y a deux mois et demi par des envies fréquentes d'uriner et de la douleur à la fin de la miction. Cet état persiste et va même en s'aggravant.

Etat actuel. — Mictions : La nuit, 2 ; le jour, toutes les deux heures.

Douleur : Un peu de brûlure.

Urine : Trouble, fortement purulente. Albumine, après filtration, en quantité notable. Au microscope, très nombreux leucocytes déformés, très rares hématies.

Vessie, capacité : 200 grammes.

Rein : N'en a jamais souffert. On sent un peu le pôle inférieur de chaque rein, indolore.

Etat général: Cette malade a engraissé de 2 kilogrammes depuis le début des symptômes. Elle est restée un mois et demi au lit, avec, comme nourriture, 3 litres de lait par jour.

26 novembre 1909. — *Cathétérisme uretéral.*

La zone urétérale droite rapidement inspectée paraît rouge et légèrement malade. A gauche on voit aussi une petite plaque rouge, mais l'orifice paraît normal. Cathétérisme de l'uretère gauche. L'urine sort limpide, en assez grande quantité, faiblement colorée. La première prise de 3 grammes ne contient pas d'albumine. Dans le culot : Pas d'hématies, nombreuses cellules épithéliales et rarissimes globules blancs. Prise pour l'inoculation après 10 grammes d'écoulement.

Inoculation négative.

8 janvier 1910. — *Néphrectomie lombaire droite* sans incident. L'uretère ne paraît pas malade. Le rein enlevé pèse 80 grammes et porte une caverne au pôle supérieur, qui communique largement avec le bassinet ; de plus, une gomme tuberculeuse comme une noisette, sans communication apparente avec les voies

d'exécution, et enfin de très fines granulations à la surface externe.

24 janvier. — Suites opératoires simples. Ablation du drain.

La malade déclare qu'il n'y a aucun changement dans ses mictions : elles sont aussi fréquentes et aussi douloureuses.

29 janvier. — Poids : 46 kg. 500. Elle pesait 50 kilogrammes à son entrée. Urine fortement trouble. Peu d'amélioration vésicale. Plaie incomplètement cicatrisée. Exeat.

18 février. — La partie moyenne seule de la plaie n'est pas fermée. Pollakiurie surtout nocturne, et forte cuisson au niveau des parties génitales externes. Etat général très bon : a engraissé de 3 kilogrammes depuis sa sortie.

2 juillet. — Etat général satisfaisant. Bon appétit. Mais les mictions sont plus fréquentes : 5-6 la nuit, le jour toutes les heures et parfois plus souvent. Un peu de douleur. Poids : 49 kilogrammes. Urine louche et pâle. Un peu d'albumine. Culot : Leucocytes, rares hématies.

Capacité vésicale : 75 grammes. Il persiste une fistule lombaire.

Cultures négatives. Inoculation positive.

Novembre. — Va bien. Un peu de pollakiurie.

Avril 1911. — Etat général bon. Poids : 50 kilogrammes.

Mictions : La nuit 5-6; le jour toutes les heures. Douleur : Parfois un peu. Urine : Limpide. Culot : Quelques globules rouges, très rares leucocytes. Disque assez important d'albumine. Cicatrice bonne. Plaie fermée depuis le 15 juillet 1910. Capacité vésicale : 80 grammes.

Inoculation positive.

9 mars 1912. — Etat général amélioré. Appétit bon.

Mictions : 2-4 la nuit, le jour toutes les heures. Plus de douleur. Bonne cicatrice. Poids : 49 kilogrammes. Urine limpide, avec 25 centigrammes d'albumine. Culot : par-ci par-là un globule rouge qui s'explique par l'albumine, pas de globules blancs. Capacité vésicale : 120 grammes.

Inoculation négative.

OBSERVATION 40 (n° 108).

Tuberculose rénale gauche. — Cathétérisme urétéral sans résultat. — Epreuves du bleu de méthylène et de la phloridzine. — Séparation endovésicale. — Néphrectomie lombaire le 17 janvier 1910. — Guérison constatée 2 ans après l'opération.

B..., trente-trois ans, charron, entre à l'hôpital Saint-Joseph le 3 janvier 1910.

Antécédents héréditaires. — Rien de particulier.

Antécédents personnels. — Pleurésie au régiment. Pas de blennorragie. N'a jamais été sondé.

Depuis trois ans, il souffre des reins. Depuis deux ans et demi, il a constaté que ses urines étaient troubles. Les mictions, à partir de ce moment, sont devenues très fréquentes : 15 fois la nuit et autant le jour. Depuis deux ans, il a eu trois crises douloureuses dans le rein gauche avec irradiations testiculaires gauches, d'une durée d'une heure au maximum. Après la crise, ni sang, ni graviers.

Actuellement, la douleur rénale gauche est continue depuis deux mois, surtout nocturne, très vive, et s'irradiant vers le testicule.

Etat actuel. — Mictions : 5 fois la nuit, 7 fois le jour.

Douleur assez forte, terminale.

Urine : Très trouble, purulente. Cultures stériles. Inoculation positive.

Vessie, capacité : 80 grammes.

Prostate : Petite. Les vésicules sont normales. On ne sent pas l'uretère gauche.

Reins : Droit = o ; gauche, considérablement augmenté de volume, donne la sensation d'un empâtement diffus.

Testicules = o.

Etat général : A maigri. Fièvre : 38 degrés, 38°8.

Poumons : Un peu de submatité au sommet gauche, et obscurité respiratoire relative.

8 janvier. — *Cathétérisme urétéral.* La zone urétérale droite est saine ; la sonde pénètre dans l'orifice, mais bute immédiatement. On obtient tantôt de l'urine vésicale, tantôt rien du tout.

Du côté gauche, on voit une vermiote sortir de l'orifice urétéral. Cette zone gauche est du reste malade.

10 janvier 1910. — Epreuve du bleu de méthylène.

Elimination un peu rapide en ce sens que le premier verre est assez fortement coloré, suffisamment bonne comme intensité. Elle a duré vingt-quatre heures avec une inter-mittence très nette.

13 janvier. — Epreuve de la phloridzine.

Elimination de 15 gr. 79 de sucre pour 242 centimètres cubes d'urine.

14 janvier. — *Séparation endovésicale.* On obtient à droite une petite quantité d'urine jaune ambré, dont le culot donne quelques globules blancs et de nombreux globules rouges expliquant la présence de l'albumine.

Le côté gauche ne donne rien.

17 janvier. — *Néphrectomie extracapsulaire gauche.* Quelques gouttes d'un pus extrêmemeut fétide tombent sur la plaie opératoire.

Hémorragie du pédicule, pinces à demeure.

19 janvier. — Ablation des pinces.

22 janvier. — Suites bonnes. L'urine est redevenue limpide. Pas de douleur en urinant.

10 février. — Plaie en bonne voie de cicatrisation. Urine presque limpide. Assez bon appétit. Plus de fièvre.

17 février. — Mictions : 4 la nuit, 3 le jour.

Douleur : nulle. Urine : limpide avec quelques points en suspension. Pas d'albumine.

1er mars. — Exeat.

12 avril. — Revient avec un état général florissant. Poids 72 kg. 500. Mictions : 1-2 la nuit, 3-4 le jour. Parfois un petit picotement. Urine : limpide. Un peu d'albumine. Plaie incomplètement cicatrisée.

30 janvier 1911. — Bon état général. Depuis juillet 1910, souffre un peu plus dans la région rénale droite. Mictions : 0-1 la nuit, normales le jour. Douleur = 0. Plaie fermée en juillet 1910. Pas d'éventration. Urine : limpide. Albumine : environ 60 centigrammes. Culot : minime, par-ci par-là un globule rouge et un globule blanc. Testicules = 0. Inoculation négative.

4 janvier 1912. — Etat général bon. Mictions : la nuit 0-1-2, le jour reste deux ou trois heures comme avant. Douleur : nulle. Urine : limpide. Albumine : un peu. Culot : par-ci par-là un globule blanc, quelques hématies un peu plus nombreuses. Inoculation négative.

OBSERVATION 41 *(n° 111).*

Tuberculose rénale gauche. — Capacité vésicale infime.— Rachistovaïnisation pour la cystoscopie. — Néphrectomie lombaire gauche le 3 mai 1910. — Guérison constatée 1 an 9 mois après l'opération.

Mme M..., trente-six ans, ménagère, entre à l'hôpital Saint-Joseph le 18 mars 1910.

Antécédents généraux et spéciaux. — Rien à signaler.

Affection actuelle. — A débuté il y a un an et demi par des envies fréquentes d'uriner. Pas de douleurs dans les reins. Depuis, les mictions sont devenues plus fréquentes et plus douloureuses.

Etat actuel. — Mictions : la nuit tous les trois quarts

d'heure ou une heure, le jour toutes les deux ou trois minutes. Douleur : vive à la fin. Urine : modérément trouble avec de l'albumine. Au microscope : leucocytes et quelques hématies. L'examen direct révèle des bacilles de Koch. L'inoculation est positive.

Vessie, capacité : 20 grammes. La muqueuse est couverte de plaques rouge vif. Utérus et annexes = o. Rein droit : petit et mobile. Le rein gauche est plus gros, bosselé, mobile ; on sent un peu l'uretère gauche ; on ne sent pas le droit. Aucune douleur spontanée ni provoquée des reins.

Etat général. — A maigri un peu. Poumons : petits râles sibilants aux sommets. Cœur = o.

16 mars 1910. — Cystoscopie avec rachistovaïnisation. La capacité vésicale est considérablement augmentée, mais quand on arrive à 120 grammes, la vessie saigne.

L'orifice urétéral droit apparaît volumineux, entr'ouvert, non malade, mais comme un uretère qu'on regarderait de trop près.

L'orifice urétéral gauche, au contraire, est rouge et béant.

Cathétérisme de l'uretère droit (procédé de la seringue). La première prise de 2 grammes est jaune limpide ; elle contient de l'albumine en assez notable quantité. Le culot montre de très nombreux globules rouges expliquant au moins en partie l'albumine, de nombreuses cellules épithéliales qui montrent que le sang provient d'un trauma de l'uretère et quelques rares globules blancs.

La deuxième prise montre également des globules rouges en très grand nombre et à peu près pas de globules blancs sauf un petit amas douteux. Double inoculation avec l'urine droite. Quatrième et cinquième prises après 18 grammes d'écoulement. A l'analyse chimique : 18 gr. 91 d'urine par litre.

Cathétérisme de l'uretère gauche. — Il s'écoule sans éjaculation 8 grammes d'urine pâle comme de l'eau (polyurie provoquée) contenant de l'albumine et un culot abondant avec de très nombreux globules blancs. Puis l'urine coule par éjaculation et a les mêmes caractères.

28 avril. — L'inoculation avec l'urine du rein droit est négative.

3 mai. — *Néphrectomie lombaire gauche.* Le pédicule est très long, l'uretère paraît fortement lésé.

Le rein est augmenté de volume. Nombreuses granulations sous la capsule. Caverne grosse comme une noix au pôle inférieur. Le bassinet n'est pas dilaté, mais il est parsemé de granulations et entouré d'une épaisse couche de tissu scléreux. Toutes les pyramides à des degrés divers sont infiltrées de matières caséeuses.

9 mai. — Suites bonnes. Pas de modifications de la miction.

20 mai. — Grande améliration de la miction. La malade peut rester une heure et demie sans uriner.

23 Mai 1910. — Plaie cicatrisée sauf l'orifice du drain.

Février 1911. — Etat général très amélioré. A repris 6 kilogrammes depuis l'intervention. Urine : a peu près limpide. Albumine : Présence nette. Mictions : indolores mais encore fréquentes, toutes les heures en moyenne. Capacité : 30 grammes. Cicatrice : bonne. Par le toucher vaginal on ne sent pas les uretères ni droit, ni gauche. Urine : nombreux globules blancs, assez nombreux globules rouges. Albumine : 25 centigrammes par litre. Cultures stériles. Inoculation négative.

Janvier 1912. — Etat général bon. Poids : 55 kilogrammes. Mictions : fréquentes, parfois toutes les cinq minutes, reste au plus trois quarts d'heure à une heure. Douleur : nulle. Urine : louche. Culot : nombreux globules rouges, leucocytes moins nombreux. Albumine : des traces. Capacité vésicale : 25 grammes.

L'uretère gauche est un peu perçu par le toucher vaginal. Inoculation négative.

Observation 42 (nº *113*).
(Obs. publiée in *Lyon Médical*, 1910).

Tuberculose du rein droit. — Cathétérisme urétéral. — Néphrectomie lombaire le 21 mai 1910. — Uretère bifide. — Guérison constatée 1 ans 10 mois après l'opération.

Mme G..., quarante ans. Entre à l'hôpital en avril 1910.

Antécédents généraux. — Rien de particulier. La malade dit avoir toujours été plus ou moins souffrante, sans aucune localisation.

Antécédents spéciaux. — Pas de coliques néphrétiques. En 1897, pas d'albumine, mais douleur vague dans la région rénale droite.

Affection actuelle. — Semble avoir débuté il y a un an et demi, c'est-à-dire en septembre 1908, par des douleurs vésicales, survenues brusquement, sans pertes blanches. Les mictions étaient fréquentes et douloureuses, 4-5 la nuit, 6 le jour. Pas d'hématurie.

Après une accalmie de deux ou trois mois, la malade a des douleurs dans le rein droit, en janvier et février 1909. La douleur était sourde et durait environ une demi-heure.

Etat actuel. — Mictions : la nuit 4-5, le jour 10. Un peu de cuisson à la fin. Urine : purulente, pas de sang. Vessie : capacité = 150 grammes. Cystoscopie : la vessie paraît peu atteinte. L'orifice urétéral droit est béant, on voit une ecchymose sur le muscle non loin de l'orifice urétéral gauche. Utérus : en rétroversion. Annexes = o. Reins : non perçus, un peu sensibles. Uretères : non perçus. Etat général assez bon. Auscultation négative. La malade se sent un peu plus faible depuis un an ou deux.

13 avril 1910. — *Cathétérisme urétéral.* L'orifice urétéral droit est un peu rouge, à bords irréguliers, évidemment lésé. L'orifice gauche est normal : on le cathétérise. Dès les premières gouttes, l'urine est sanglante. Le culot montre quelques cellules épithéliales, de très nombreuses hématies,

quelques-unes ont leur forme normale, d'autres sont cré-
nelées, d'autres volumineuses et granuleuses, de telle sorte
qu'on se demande si ce ne sont pas des globules blancs.
Les leucocytes certains sont très rares. Un peu d'albumine. On recueille 2 prises de 3 centimètres cubes chacune
pour l'inoculation. Injection de 3-4 centimètres cubes de
nitrate d'argent à 1/1.000ᵉ qui provoque une légère douleur
rénale.

16 mai. — L'inoculation avec l'urine gauche est négative.

Le rein droit est perçu, manifestement augmenté de
volume. Le rein gauche n'est pas perçu.

L'état général est assez bon. Poids : 45 kg. 500.

21 mai — *Néphrectomie lombaire droite.* L'opération se
fait sans autre incident que la déchirure de l'uretère qui
est bifide. Le rein enlevé pèse 118 grammes. L'uretère
a deux branches : une branche inférieure, volumineuse,
dure, béante, et une branche supérieure, très grêle, du
volume d'une sonde cannelée qui paraît saine. Le rein est
divisé en deux parties bien distinctes, correspondant à ces
deux branches de l'uretère. La partie supérieure paraît
avoir échappé à l'atteinte bacillaire et ne porte qu'un petit
kyste en plein tissu rénal. La moitié inférieure est le siège
de petites cavernes dont l'une est comblée par un caséum
crétacé.

5 juin. — Suites opératoires simples.

10 juin. — L'état général s'améliore lentement. La plaie
est un peu atone. Urine assez louche. Capacité vésicale :
190 grammes. Pas d'albumine. La malade quitte l'hôpital
le 20 juin.

15 juillet. — L'appétit a diminué un peu ces jours derniers. L'urine est encore trouble (non recueillie à la sonde).
Quantité assez importante d'albumine. Culot : nombreux
leucocytes. Pas de différence dans les mictions.

23 août. — Poids : 47 kg. 500. L'appétit est bon, mais la
digestion difficile. Urine : à la sonde, modérément trouble.
Capacité vésicale : 90 grammes. Plaie incomplètement cica-

trisée. Les mictions sont stationnaires mais l'urine paraît améliorée.

Décembre. — Poids 49 kilogrammes. L'appétit est bon, mais les digestions inégales. Capacité vésicale : 65 gr. Plaie non cicatrisée. Urine trouble, contient du pus en abondance et quelques hématies. Il lui semble qu'elle urine moins souvent et souffre moins.

16 mai 1911. — Il persiste une petite fistule. Mictions : 4-5 la nuit, autant le jour. Un peu moins de douleurs. Urine un peu trouble. Capacité vésicale : 110 grammes. Albumine en quantité importante. Culot : Globules blancs et rouges en quantité très modérée. L'albumine n'est pas expliquée par le culot. Etat général bon ou du moins passable. L'hiver dernier, sciatique. Inoculation positive.

12 mars 1912. — Encore une petite fistule. 4 mictions la nuit, 5 le jour. Capacité vésicale : 150 grammes. Etat général et aspect meilleurs. Poids : 46 kilogrammes. Urine limpide. Très peu d'albumine. Culot : Quelques globules blancs. Inoculation négative.

La malade souffre de sa sciatique. Rien à la colonne vertébrale.

OBSERVATION 43 (n° 119).

Tuberculose rénale droite. — Cathétérisme urétéral. —
Néphrectomie lombaire droite le 17 août 1910. —
Guérison constatée 1 an 3 mois après l'opération.

Mme M..., trente-quatre ans, entre à l'hôpital Saint-Joseph le 16 juin 1910.

Antécédents généraux et spéciaux. — Rien à signaler.

Affection actuelle. — Paraît avoir débuté il y a cinq ans par une cystite qui a duré quinze jours. Accalmie pendant deux ans. Il y a trois ans, nouvelle crise avec un peu d'hématurie terminale. Durée : un mois. Puis elle va bien jusqu'en septembre 1909 sans aucun trouble vésical. A ce moment, douleur dans le rein droit, par crise d'une durée de demi heure environ. Pas de crise en octobre et novembre. Subit sept lavages vésicaux au nitrateen décembre. A ce moment, crises vésicales avec envies fréquentes d'uriner. Depuis cette époque, elle souffre de spasmes vésicaux jusqu'en mars. A l'entrée, ne souffre de rien.

Etat actuel. — Mictions : 1 la nuit, parfois aucune, parfois toutes les deux ou trois heures et moins souvent. Douleur nulle. Urine trouble. Culot : globules de pus nombreux, rares globules rouges.

Vessie, capacité vésicale : 3oo grammes.

Utérus en rétroversion. Annexes = o.

Reins non perçus non douloureux. Uretères non perçus. Etat général bon.

22 juin 1910. — *Cathétérisme urétéral* (procédé de la seringue). L'orifice uretéral droit paraît rouge, mais n'est pas bien vu. L'orifice urétéral gauche n'est pas vu nettement et la sonde pénètre au hasard. Il s'écoule par éjaculation une quantité d'urine limpide, pâle comme de l'eau. L'examen montre de l'albumine en quantité appréciable et dans le culot, 1 globule rouge, de nombreuses cellules épithéliales et quelques éléments volumineux qui sont peut-être des polynucléaires. Vu la dilution de l'urine, la quantité d'albumine est importante Dans les prises suivantes, l'urine a les mêmes caractères.

Triple inoculation qui est négative.

17 août, — *Néphrectomie lombaire droite*. L'uretère est sectionné au thermocautère. Pinces à demeure sur le pédicule.

Le rein pèse 215 grammes. Pas de signes extérieurs de tuberculose. A la coupe une caverne comme une noix à chaque pôle séparée par de la substance rénale saine en apparence. L'uretère est fibreux.

3 septembre. — Suites extrêmement simples. Réunion par première intention sauf le trajet du drain.

Urine limpide, les dernières gouttes contiennent quelques

points blancs. Pas d'albumine ou traces infimes. Poids :
5g kilogrammes au lieu de 61 kilogrammes à l'entrée.

3 novembre. — Etat général bon. Plaie réduite à une
fistule punctiforme qui n'a rien donné depuis ce matin.
Poids : 62 kilogrammes. Urine limpide sans albumine, sans
globules blancs ni hématies. Mictions = o la nuit. On ne
peut mesurer la capacité, la malade expulse la sonde.
Inoculation négative.

8 Avril 1911. — Plaie fermée depuis le début de
mars 1911.

Etat général excellent.

25 octobre. — Etat général parfait. Mictions : 1 la nuit,
3 le jour. Douleur nulle. Urine limpide, sans albumine.
Dans le culot peut-être un globule blanc. Capacité vésicale :
3oo grammes. Poids, nue, 67 kg. 3oo. Cicatrice bonne.
Inoculation négative.

Observation 44 (n° 121).

*Tuberculose du rein gauche en voie d'exclusion. — Cathé-
térisme urétéral. — Néphrectomie lombaire le 24 décembre 1910. — Guérison constatée 11 mois après
l'opération.*

Mme M..., vingt-deux ans, giletière. Entre à l'hôpital
Saint-Joseph en juillet 1910.

Antécédents généraux et spéciaux. — Néant.

Affection actuelle. — Début il y a trois ans, en 1907, par
des mictions fréquentes qui ont persisté depuis avec quelques
améliorations. Elle subit des lavages nitratés à raison de
deux par semaine pendant trois mois.

Etat actuel. — Mictions : toutes les heures et demie le
jour, la nuit 3-4. Douleur peu vive. Capacité vésicale : 235 gr.
Inoculation positive. A l'examen on sent un peu le rein
droit non augmenté de volume. Le rein gauche est volumineux et la malade dit avoir souffert quelquefois dans la

fosse iliaque gauche et non à droite, quand elle avait envie d'uriner. On ne sent pas les uretères.

Octobre 1910. — Fausse couche qui l'empêche de venir se faire examiner.

Décembre. — Depuis sa fausse couche, elle souffre du côté gauche.

Le rein gauche est toujours volumineux et abaissé. La malade a maigri et a de la fièvre tous les soirs. Elle ne tousse pas.

Mictions : la nuit 1-4, le jour 3-4, douloureuses.

Urine limpide aujourd'hui, pâle, sans albumine. Dans le culot, nombreux globules blancs.

Vessie, capacité : 160 grammes. L'eau du lavage, tout de suite après l'émission d'une urine limpide, ressort sale et chargée de débris assez gros.

Cystoscopie. — Vessie saine dans son ensemble. Orifice urétéral gauche rouge, irrégulier, malade. Orifice droit normal.

Cathétérisme urétéral droit. — Première prise : urine jaune ambré, limpide. Culot : nombreuses cellules épithéliales et quelques hématies, source probable des traces d'albumine constatées.

Inoculation avec la troisième prise, après 5 grammes d'écoulement. Négative.

22 décembre. — *Injection de bleu de méthylène.* Elimination non retardée, d'intensité suffisante. Bleu très souvent remplacé par du chromogène. Réapparition du bleu à la fin de la première journée, probablement sous l'influence d'une décharge rénale gauche.

24 décembre. — *Néphrectomie lombaire gauche.* Se fait bien en vase clos.

Le rein pèse 305 grammes. Il a l'aspect d'un gros rein blanc.

Extérieurement, il présente quelques granulations et surtout des bosselures molles traduisant l'existence des cavernes.

A la coupe, on trouve des cavernes aux pôles supérieur et inférieur.

Dans le tiers moyen, la coupe n'intéresse pas de cavernes, mais le tissu est altéré et infiltré. On y voit des traînées jaunâtres.

L'uretère est gros, de consistance ferme. Le bassinet n'est pas dilaté.

3o décembre. — Suites simples. Urines à peu près limpides.

4 janvier 1911. — Va bien à tous les points de vue. Moins de douleur à la miction. Plaie bien fermée.

11 janvier. — Urine limpide. Albumine = o. Capacité vésicale : 220 grammes. Mictions : 1-3 la nuit, 2-3 le jour. Douleur moindre. Exeat.

28 novembre. — Urine limpide, sans albumine. Culot : cellules épithéliales polygonales. Pas de leucocytes. Pas d'hématies. Inoculation négative.

OBSERVATION 45 (n° 127).

Tuberculose rénale gauche. — Séparation. — Cathétérisme urétéral. — Néphrectomie le 17 mars 1911. — Pleurésie purulente. — Guérison constatée 10 mois après l'opération.

Mme D..., trente-six ans, cultivatrice. Entre à l'hôpital Saint-Joseph le 10 mars 1911.

Antécédents généraux et spéciaux. — Rien de particulier.

L'affection actuelle paraît remonter à six ans. A cette époque, l'urine était très purulente, il y avait des crises douloureuses dans le rein gauche. A la suite de lavages vésicaux, l'urine redevint limpide.

Elle ne devint trouble qu'au commencement de novembre 1910 et, à cette époque, elle eut aussi des crises, mais modérément douloureuses ; en même temps, elle perdait ses forces. L'état a empiré jusqu'à l'entrée.

Etat actuel. — Mictions : 2-4 la nuit, 5-6 le jour. Un peu de ténesme vésical. L'urine est très purulente et un peu mal odorante.

Vessie, capacité : plus de 300 grammes.

Reins : le gauche est volumineux, le droit un peu perceptible.

Etat général médiocre. Poumons = o. Cœur = o.

14 mars 1911. — *Séparation endovésicale*, dont le résultat est faussé par le fait d'une grosse glaire qui obture les orifices.

Cathétérisme du rein droit immédiatement après. L'orifice urétéral est normal. L'urine droite est limpide. La première prise, jaune ambré, contient des traces infimes d'albumine, mais on ne trouve dans le culot ni leucocytes, ni hématies, ni cylindres. Une inoculation est faite avec la troisième prise de 5 grammes, après 5 à 6 grammes d'écoulement. Elle est négative.

Injection de bleu de méthylène : élimination non retardée, faible, intermittente, de courte durée. Le bleu est généralement remplacé par du chromogène.

17 mars. — *Néphrectomie lombaire gauche.* Le rein est transformé en une poche purulente qui crève et un pus mal odorant inonde la plaie opératoire. Drainage en conséquence.

Vide, le rein pèse 240 grammes. Grosses cavernes à parois rugueuses. Le bassinet est distendu.

20 mars. — Fièvre élevée le lendemain de l'opération (40°4), mais qui descend assez rapidement à 38 degrés aujourd'hui. Bon pouls. Rien de pulmonaire.

23 mars. — Dans la nuit, point de côté à gauche sans frisson.

24 mars. — On constate un gros épanchement pleural.

25 mars. — Pouls mauvais. Dyspnée intense. Thoracentèse qui évacue 500 grammes. L'urine est louche.

26 mars. — Amélioration. La matité en arrière n'occupe que la moitié de la hauteur du thorax.

3ı mars. — Amélioration considérable de la dyspnée. Toux modérée. Crachats spumeux. Matité et silence dans les deux tiers inférieurs du poumon gauche. Pas de souffle net.

8 avril. — Ponction exploratrice de la plèvre gauche. Elle ramène un pus jaune verdâtre mal lié. Ce pus n'a pas tuberculisé le cobaye.

Thoracotomie avec résection costale. Issue d'un pus abondant (4oo gr.), mal lié. Le soir, chute de la température à 3ɥ degrés et amélioration du pouls et de la respiration.

ıo avril. — Etát général toujours assez mauvais.

ı2 avril. — Ascension brusque de la température à 40°3, sans troubles subjectifs. Les plaies sont un peu rouges. Pas de rétention de pus.

ı4 avril. — Hier soir, 38°8. Pas de signes subjectifs. Le pouls et la respiration sont normaux. L'érythème est plus plat et a diminué en surface.

2ı avril. — La température est remontée depuis deux jours. Un peu de rétention de pus pleural.

27 avril. — Plus de fièvre depuis le 23. La malade se sent très bien.

28 avril. — Plaie lombaire en excellent état. Suppuration faible. La plaie pleurale suppure encore.

8 mai. — Urine absolument limpide, sans albumine. La capacité vésicale reste la même à plus de 3oo grammes. Mictions : o la nuit, 2-3 le jour. Encore un peu de souffle et de matité au-dessous de la plaie de l'empyème. Exeat.

8 juin. — Bonnes nouvelles.

Novembre. — Plaies cicatrisées en août. Bon état général. La malade travaille comme avant sa maladie. Plus de douleur en urinant. Amélioration des fréquences.

9 janvier 19ı2. — Envoie de l'urine jaune pâle, limpide, sans albumine. Dans le culot, quelques cellules épithéliales, pas de globules blancs. Inoculation négative.

Observation 46 (n° 128).

*Tuberculose rénale droite. — Cathétérisme urétéral. —
Néphrectomie lombaire le 21 avril 1911. —* Guérison
constatée 8 mois après l'opération.

Mme M..., trente-six ans, bouchère. Entre à l'hôpital
Saint-Joseph le 14 avril 1912.

Antécédents généraux. — Mère morte phtisique.

Personnellement, scarlatine à seize ans.

L'affection actuelle semble avoir débuté, il y a trois ans,
par des coliques néphrétiques droites. Tous les jours, pendant un mois, la malade souffrait beaucoup des reins, de
3 à 6 heures du matin, avec irradiations vésicales, envies
d'uriner. Pas d'émission de graviers. Depuis, elle a eu
trois ou quatre crises analogues, mais de durée variable.
Dans l'intervalle, aucune douleur. La dernière crise remonte
à décembre 1910.

En janvier 1911, à l'occasion d'une grippe, on constate
que l'urine est trouble. Depuis lors, la malade a toujours eu
de la fièvre, variant de 38 à 40 degrés, sans douleurs
rénales.

Etat actuel. — Mictions : Jusqu'à 14 la nuit en janvier,
actuellement 3, le jour 5-6. Elle a beaucoup souffert au
début, maintenant elle souffre peu.

Urine très purulente, sans odeur.

Vessie, capacité : 60 grammes.

Reins : on perçoit un peu le pôle inférieur du rein gauche.

Le rein droit est mobile, modérément augmenté de
volume, peu douloureux. On sent un peu l'uretère droit et
peut-être aussi le gauche.

Etat général : amaigrissement de 4 kilogrammes en
peu de temps. Pas d'appétit. Langue saburrale. Constipa-
tion. Est au régime lacté absolu depuis janvier 1910. Auscultation négative, mais la malade tousse.

18 avril. — *Cathétérisme urétéral gauche* (procédé de la seringue). Des décharges purulentes viennent recouvrir l'orifice urétéral pendant qu'on le recherche, mais l'eau injectée avec la seringue par la sonde déblaie suffisamment l'orifice pour permettre de le voir et de le cathétériser. Dans la première prise, on trouve des traces infimes d'albumine, des cellules épithéliales en grand nombre. par-ci par-là un très rare globule blanc et une ou deux hématies. On fait un lavage du bassinet au nitrate d'argent. L'inoculation avec l'urine gauche est négative. On ne l'attend d'ailleurs pas.

21 avril. — *Néphrectomie lombaire droite*. Décapsulation facile. L'uretère est dur et dilaté.

Le rein pèse 345 grammes; il est bosselé, plutôt mou, rouge et saignant facilement. A l'intérieur, nombreuses cavernes ayant détruit toute la substance rénale; le bassinet est en partie comblé.

25 avril. — Température : 39 degrés les deux jours qui suivent l'opération.

Rien d'abdominal, ni de pulmonaire. Le troisième jour, purgation, selles abondantes, et consécutivement température normal.

28 avril. — Plus de fièvre. Plaie en bon état. Pas de douleur. Excellent appétit.

2 mai. — Ablation des fils.

4 mai. — Suppression du drain. Exeat quelques jours après.

2 décembre. — Va très bien. Poids : 62 kg. 500. Elle pesait 10 kilogrammes de moins avant l'opération, et avant sa maladie pesait 3 kilogrammes de moins qu'actuellement.

Mictions : 1 la nuit, 3-4 le jour. Douleur = o. Capacité vésicale : 180.

Plaie réduite à une toute petite fistule. Urine limpide, traces infimes d'albumine dues probablement au sang que l'on trouve dans le culot. Inoculation négative.

Plaie guérie vers le 20 décembre 1911.

25 avril 1912. — Etat général excellent. Vomit tous les matins de la bile. Bon appétit. Selles régulières. Miction : 1 la nuit. Douleur nulle. L'urine non recueillie de la sonde ne renferme pas d'albumine.

O**BSERVATION** 47 (n° 132).

Tuberculose rénale droite. — Rein en voie d'exclusion. — Néphrectomie lombaire le 20 mai 1911. — Tuberculose de la plaie opératoire. — Dernière inoculation négative 1 an 3 mois après l'opération.

M..., trente-sept ans, est vu par M. Rafin le 3 avril 1911. Rien à signaler dans les *antécédents généraux* ou *spéciaux*.

L'*affection actuelle* paraît avoir débuté en 1909 par des envies fréquentes d'uriner et des douleurs dans le côté droit de l'abdomen. Puis, pendant un an, le malade eut des crises du même genre, assez douloureuses, mais ne nécessitant pas d'injections de morphine, environ toutes les trois semaines. Les crises revenaient à l'occasion des fatigues. En dehors des crises, la fatigue ne provoquait pas de douleur. Le malade n'a jamais souffert à gauche.

En mai 1910, orchite droite.

Depuis, l'état est à peu près le même, et en avril 1911 le malade a 2 mictions la nuit et urine toutes les deux heures le jour. En mai 1910, les mictions nocturnes furent plus fréquentes et atteignirent le nombre de 4. Il n'y a eu de douleur à la miction qu'au moment des crises douloureuses. L'urine est peu trouble, contient un peu d'albumine et dans le culot on voit un globule rouge avec de nombreux leucocytes. L'inoculation est positive.

La prostate est petite, atrophiée. Par le toucher rectal, on sent l'uretère droit.

Les reins ne sont pas perçus.

Testicules : à droite, l'épididyme est gros, dur, presque adhérent à la peau au niveau de sa queue. A gauche, testicule normal.

Etat général : le malade, qui avait maigri à l'occasion des crises et de l'orchite, a actuellement repris un bon aspect général.

13 mai 1911. — *Cathétérisme de l'uretère droit.* L'orifice urétéral droit est déprimé, déchiqueté. La sonde bute à 3 centimètres. On n'obtient aucun écoulement d'urine, malgré vingt-cinq minutes d'attente.

17 mai. — *Cathétérisme de l'uretère gauche* (procédé de la seringue).

L'orifice urétéral est normal. La première prise contient de nombreuses cellules épithéliales, des globules rouges en quantité modérée, pas de globules blancs certains. Un peu d'albumine. Il n'est pas sans intérêt de faire remarquer que l'urine totale ne forme pas de culot de centrifugation et n'a pas d'albumine.

L'inoculation est faite avec la quatrième prise de l'urine gauche après 15 grammes d'écoulement.

Une nouvelle tentative de cathétérisme de l'uretère droit donne le même résultat.

Depuis la première visite, le malade a souffert plusieurs fois du rein droit. La douleur siège dans le rein et n'a pas d'irradiations.

20 mai. — *Néphrectomie lombaire droite.*

En cherchant à décoller le fascia prérénal, le rein crève et donne issue à une quantité peu considérable de pus. En tirant sur le rein, l'uretère se déchire et donne du pus par sa brèche (il y avait du pus retenu dans l'uretère). Pinces à demeure sur le pédicule trop court pour pouvoir être lié.

Drainage de la loge rénale, surtout dans sa partie inférieure, pour bien drainer l'uretère qui donne du pus par pression sur l'abdomen.

Le rein pèse 98 grammes. Il est de petit volume et, extérieurement, ne présente d'autres lésions que de nombreuses granulations blanchâtres et grises disséminées sur toute sa surface, avec prédominance au pôle supérieur

L'uretère présente la déchirure opératoire sur sa face externe au niveau de son abouchement dans le bassinet. La tranche de section de l'uretère permet de voir son adventice où on ne trouve pas de noyau suspect. Sa musculeuse et sa muqueuse sont épaissies, de consistance fibreuse. La muqueuse porte, en outre, quelques granulations.

Le bassinet est très distendu et à la coupe du rein on distingue mal les calices de la cavité pyélitique.

Peu de lésions au pôle inférieur, mais toutes les pyramides y sont le siège de granulations plus ou moins confluentes.

Au pôle supérieur et à la partie moyenne, toute la substance rénale est rongée par des cavernes pleines de pus et tapissées de caséum en couche peu épaisse

21 mai. — Urine limpide avec des filaments. Albumine : 25 centigrammes. Culot : on voit des globules blancs et des hématies en plus grande quantité et beaucoup de cylindres, soit en débris, soit complets, dont quelques-uns très grands, hyalins ou granuleux.

18 juin. — La plaie s'est bien détergée et bourgeonne activement. Urine limpide avec des phosphates.

Le malade se plaint de souffrir un peu du mollet gauche qui ne présente pas d'œdème.

21 juillet. — Le malade part en bonne voie de guérison.

23 novembre. — Etat général bon. Poids : 59 kilogrammes Plaie incomplètement cicatrisée. Urine limpide, léger énéorème. Albumine : présence modérée, mais nette. Dans le culot, assez nombreux globules blancs, pas d'hématies.

8 mars 1912. — Le malade revient à l'hôpital parce qu'il souffre dans l'hypochondre droit. L'examen ne révèle rien. La plaie continue à suppurer.

Rien aux poumons. Les testicules sont dans le même état. Le malade a de la fièvre.

L'urine est limpide et sans albumine.

Par le toucher rectal, on trouve une prostate toute petite dont le lobe gauche est normal et le lobe droit est comme partagé en deux par un sillon transversal.

On ne trouve rien qui explique la fièvre et comme le malade souffre toujours de la fosse iliaque droite, on pense que l'uretère contient du pus.

19 mars. — Incision suivant celle de la néphrectomie primitive. L'uretère est mis à nu sur une longueur de 10 centimètres. Il n'est plus perméable. On fait un curettage de la plaie avec le doigt, on place des mèches dans la cavité et on suture. Un des fragments des lèvres de la plaie curettée est inoculé au cobaye et le tuberculise.

4 mai. — L'état général ne se remonte pas, la fièvre persiste et le malade continue à souffrir de son côté droit. On se décide à réséquer la XIIe côte dans l'espoir que la plaie se fermerait plus facilement par affaissement des tissus. En faisant le nettoyage de la plaie avec l'index, on trouve deux foyers, l'un en dedans contenant une petite quantité de pus laiteux bien lié, l'autre en haut et en dedans contenant du pus liquide et granuleux. Tout est largement ouvert, cautérisé au thermocautère et drainé.

22 mai. — Depuis la dernière opération, l'état général semble s'améliorer assez nettement.

25 juillet. — Amélioration très lente. On effondre un petit trajet situé entre les deux premiers et qui contient du pus. Il y a à la partie supérieure de la plaie une masse, sans doute tuberculeuse, qui semble se continuer avec le foie et qu'on n'ose effondrer. On se contente de mettre des liquides modificateurs.

24 septembre. — Etat général très amélioré. La plaie se cicatrise lentement et suppure encore abondamment.

L'urine est toujours limpide. Une inoculation faite le 17 août 1912 est restée négative.

Observation 48 (n° *133*).

Tuberculose rénale droite. — Cathétérisme urétéral. — Néphrectomie lombaire droite le 8 juin 1911. — Guérison constatée 7 mois après l'intervention.

Mme D..., trente-deux ans. Entre à l'hôpital Saint-Joseph le 25 avril 1911.

Antécédents généraux. — Rien à signaler.

Antécédents spéciaux. — Scarlatine à dix-sept ans. Pas d'analyse d'urine jusqu'à l'hiver dernier.

Affection actuelle. — Depuis deux ans, la malade a des douleurs dans la région rénale droite et en même temps des envies fréquentes et douloureuses d'uriner. La douleur rénale n'est pas violente, elle dure deux à trois jours, puis disparaît : elle s'irradie vers la vessie.

Etat actuel. — Mictions : 3 la nuit depuis deux ans, toutes les deux heures le jour. Un peu de douleur. Urine très trouble, inoculation positive.

Vessie, capacité : 250 grammes.

Reins : droit, perçu, un peu gros et un peu douloureux ; gauche = o. On sent l'uretère droit et non le gauche.

Etat général. — A eu de la fièvre en janvier 1911 : 38 degrés. N'en a plus depuis lors. Amaigrissement notable depuis l'été 1910.

28 avril 1911. — *Cathétérisme urétéral* (procédé de la seringue).

L'orifice urétéral droit est rouge, irrégulier, manifestement malade. L'orifice gauche est absolument sain. L'urine gauche est limpide, jaune ambré. Dans la première prise, on trouve un peu d'albumine, des cellules épithéliales en grand nombre, un ou deux globules rouges, ou ou deux globules blancs.

Inoculation avec les deuxième et troisième prises de 8 à 10 grammes chacune après 2 à 3 grammes d'écoulement.

L'inoculation est négative.

8 juin. — *Néphrectomie lombaire droite, extracapsulaire.*

Le rein pèse 185 grammes. Extérieurement on est frappé du volume du pôle inférieur par rapport à celui du pôle supérieur. On voit peu de granulations à la surface et la capsule n'est pas atteinte.

A la coupe on constate que les lésions sont beaucoup plus étendues au pôle inférieur. Celui-ci est le siège d'une vaste caverne intéressée par le plan de la coupe, et en outre, de sortes de clapiers qui, par la pression, se vident dans la caverne. La substance saine est rare à ce niveau.

Du pôle inférieur au pôle supérieur, il y a une décroissance nette des lésions. Au-dessus de la caverne inférieure qui se vide dans les voies d'excrétion, il y en a une autre plus petite et fermée. Au-dessus, plus de caverne, mais les papilles sont atteintes, la première est rongée et recouverte de caséum. Immédiatement au-dessus, une papille qui a le même aspect que la précédente, mais qui n'est pas lésée en entier. Au-dessus de celle-ci se trouve une papille plus blanche que normalement, mais de laquelle on ne peut dire mascroscopiquement si elle saine ou non.

Enfin, les deux papilles extrêmes du pôle supérieur sont d'aspect sain et la substance rénale aussi.

De cet examen il semble résulter que l'élément le premier atteint est la papille. De là, la lésion semble se diffuser vers la substance corticale.

Le bassinet est légèrement dilaté et sa muqueuse normale.

L'uretère est sain.

19 juin. — Suites simples et apyrétiques. La malade dit un peu souffrir de la vessie.

23 juin. — Urine encore louche. Capacité vésicale : 140 grammes.

6 novembre. — L'urine, jaune ambré, n'est peut-être pas absolument brillante. Capacité vésicale : 280 grammes. La plaie a été fermée en moins d'un mois après l'opération.

Mais deux mois après, il s'est formé un petit abcès et maintenant il y a une petite fistule de 1 centimètre de profondeur. Urine : Quelques globules blancs et quelques hématies insuffisants pour expliquer l'albumine. Inoculation négative.

Poids : 58 kilogrammes.

3o avril 1912. — N'a pas eu ses règles en mars et en avril. Probablement enceinte. Urine assez trouble. Albumine évaluable à 5o centigrammes. Culot : pas de cylindres. Pus en quantité modérée, nombreux globules rouges expliquant sans doute l'albumine. Capacité vésicale : 25o grammes. Pas de douleur en urinant. Les uretères ne sont pas perçus.

Observation 49 (n° 135).

Tuberculose rénale droite. — Cathétérisme urétéral double. — Néphrectomie lombaire le 4 juillet 1911. — Abcès très limité. — Guérison constatée 6 mois après l'opération.

M. F..., vingt-quatre ans, vu par M. le Dr Rafin le 3 septembre 1910.

Antécédents généraux et spéciaux = 0.

Affection actuelle. — Le début semble remonter à deux ans. A cette époque, étant au régiment, a une hématurie qui dure trois jours. Un mois après, nouvelle hématurie.

L'an passé, par conséquent un an après la dernière hématurie, l'urine a été, pendant quinze jours, tantôt normale, tantôt sanglante. Dans la suite, il venait de temps en temps une goutte de sang à la fin de la miction.

Entre à l'hôpital de la Croix-Rousse vers le 17 février 1911.

M. Gautier fait une séparation d'après laquelle c'est le rein gauche qui est malade.

Depuis, il pisse toujours un peu de sang à la fin des mictions.

Etat actuel. — Mictions : 1 la nuit, 5-6 le jour.

Le malade a souffert en urinant en janvier et février
1911.

Depuis l'examen de la Croix-Rousse, la douleur a diminué.

Les mictions étaient à ce moment un peu plus fréquentes
que maintenant.

Urine : dépolie, traces minimes d'albumine. Dans le
culot qui est petit, assez nombreux leucocytes et rares
hématies. Pas de cylindres. Pas de bacille de Koch (Mérieux),
mais inoculation positive.

Vessie, capacité : 340 grammes.

Prostate : non hypertrophiée, normale. Cependant, à la
base de la vésicule droite, on a peut-être un petit noyau
dur.

Reins : droit non perçu. La région rénale gauche se
laisse moins déprimer.

Etat général : bon. Est au régime mixte.

29 octobre 1910. — Urine, *idem.* Culot, *idem.* Albumine, *idem.* Mictions, *idem.* Reins non perçus. L'état est
stationnaire, la lésion minime, il convient d'attendre.

22 avril 1911. — Etat général bon. Mictions : parfois 1,
parfois 0 la nuit, suivant l'heure à laquelle il se couche. Le
jour, 6 à 7. Parfois un peu de douleur en urinant. Pas de
douleur dans les reins. L'urine est manifestement trouble ;
il y a parfois quelques gouttes de sang à la fin de la miction. Peu d'albumine.

Entre à l'hôpital Saint-Joseph le 6 mai **1911**. Urine très
peu trouble. Un peu d'albumine. Dans le culot : globules
blancs en quantité très modérée, un globule rouge.

9 mai. — *Cathétérisme urétéral* (procédé de la seringue).

Les orifices urétéraux sont normaux. On cathétérise
l'uretère droit en raison du résultat de l'examen de M. Gautier rapporté par le malade.

La première prise, pâle comme de l'eau, par polyurie
provoquée, contient un peu d'albumine et dans le culot on
trouve des cellules épithéliales, quelques globules rouges,

des globules de pus en nombre important, dont quelques amas.

La deuxième prise, également pâle, contient des globules blancs assez nombreux, très peu de globules rouges et des traces d'albumine.

Ce rein est vraisemblablement malade.

Inoculation avec le culot de 90 grammes, après 60 grammes d'écoulement.

13 mai. — *Cathétérisme du rein gauche*. Orifice urétéral normal. Urine très pâle, abondante. Dans le culot de la première prise on ne voit rien. Dans la deuxième prise, il y a des hématies en grand nombre, pas de pus. Double inoculation avec 45 grammes d'urine après 45 grammes d'écoulement.

2 juillet. — Prostate petite. Du côté gauche, le lobe est divisé par un petit sillon transversal. A droite, un petit noyau.

27 juin. — L'inoculation avec l'urine droite est positive. L'inoculation double avec l'urine gauche est négative.

4 juillet. — *Néphrectomie lombaire droite*.

Le rein pèse 140 grammes, est de dimensions normales. Vus par l'extérieur, ses deux pôles sont normaux, mais le tiers moyen est modifié, il fait une saillie circulaire gris jaune et à la coupe, on trouve en ce point un abcès gros comme une noix moyenne. C'est la lésion essentielle. Tout à côté, une petite loge comme un pois. Le reste de l'organe est, à la coupe, absolument normal. On ne voit de granulations ni à la face externe, ni à la coupe. C'est vraiment l'abcès tuberculeux du rein.

13 juillet. — Réunion par première intention, sauf l'orifice du drainage.

1er août. — Le malade a quitté l'hôpital depuis huit jours. La plaie est fermée. Il se plaint de quelques douleurs à la plaie. Mictions : 5-6 le jour. Urine : un peu louche. Albumine : un peu.

29 septembre. — Revient consulter M. Rafin pour des

hématuries qu'il prétend terminales et qui sont survenues à deux ou trois reprises, à huit jours d'intervalle, après la défécation.

Urine un peu louche sans albumine. Dans le culot : des globules blancs et rouges en quantités considérables et égales. Mictions = o la nuit, 5-6 le jour. Douleur : nulle.

23 novembre. — Etat général excellent. Poids = 66 kg. 5oo. Urine jaune limpide. Pas d'albumine. Dans le culot minime, quelques globules rouges, peut-être un ou deux blancs.

4 janvier 1912. — Urine limpide. Inoculation négative.

OBSERVATION 5o (n° 137).

Tuberculose du rein droit. — Périnéphrite suppurée ou abcès du rein ouvert à l'extérieur. — Séparation endo-vésicale. — Néphrectomie lombaire le 18 juillet 1911. — Guérison constatée 6 mois après l'opération.

Mme M..., quarante ans. Entre à l'hôpital Saint-Joseph le 6 juillet 1911.

Antécédents héréditaires et personnels = o.

Affection actuelle. — Le début paraît remonter à deux ans. Depuis lors, en effet, la malade éprouve une petite douleur dans les reins à gauche : douleur passagère, augmentée par la fatigue, calmée par le repos, sans crises véritables. Depuis quatre mois la douleur augmente, la malade est incapable de travailler. Pas de fièvre (la température n'a pas été prise). Il y a sept semaines, le Dr Barban, de Chazelles-sur-Lyon, incise un phlegmon en arrière du rein gauche; il sort beaucoup de pus qui persiste depuis.

Depuis plus de deux ans, la malade dit avoir des envies fréquentes d'uriner, avec efforts et cuisson.

Etat actuel. — Mictions : la nuit, 3 à 4 depuis l'opération, auparavant, 1; le jour, toutes les heures.

Un peu de douleur.

Urine limpide avec beaucoup d'albumine. Dans le culot, quelques globules blancs non déformés et des cylindres granuleux.

Vessie, capacité : 250 grammes au moins.

Reins : droit, perçu très abaissé ; à gauche, fistule en arrière ; on sent en avant une masse, mais l'exploration est insuffisante à cause du pus.

Etat général. — A perdu 4 kilogrammes. L'appétit est revenu depuis quelques jours. Depuis vingt ans, la malade a de la dyspnée d'effort. Au cœur : souffle d'insuffisance initial. Poumons = 0.

7 juillet. — Urine un peu louche. Dans le culot, globules blancs en assez grand nombre, un globule rouge, pas de cylindre. Elle paraît contenir moins d'albumine qu'hier. L'inoculation en a été positive.

Séparation endovésicale. — Du côté gauche, on n'obtient rien. Du côté droit, urine jaune ambré, limpide, avec de l'albumine en quantité modérée. Dans le culot, nombreuses cellules épithéliales, pas de globules blancs.

L'analyse chimique des urines donne (Dr Faÿsse) :

	Urée	Chlorures	Phosphates
Par litre . . .	6 gr. 48	7 gr.	0 gr. 87
Par 24 heures .	9 gr. 24	10 gr. 50	1 gr. 30

18 juillet. — *Intervention. Néphrectomie lombaire.* Le rein enlevé pèse 80 grammes ; il est atrophié et constitué par des cavernes remplies de pus caséeux.

7 août. — Suites très simples. L'état général s'améliore. Traces infimes d'albumine dans l'urine qui est limpide. Encore un peu de suppuration.

11 août. — La plaie donne encore beaucoup. Suppuration au niveau des fils.

11 août. — Exeat.

4 janvier 1912. — Plaie fermée depuis un mois.

Urine limpide ; disque important d'albumine : 1 gramme

par litre. Dans le culot on trouve difficilement un globule blanc.

Capacité vésicale : 280 grammes. Mictions : o la nuit; 3-4 le jour. Douleur nulle.

Poids : 58 kilogrammes. Etat général excellent.

Inoculation négative.

OBSERVATION 51 (n° 139).

Tuberculose rénale droite. — Cathétérisme urétéral. — Néphrectomie lombaire sous-capsulaire le 19 août 1911. — Guérison constatée 8 mois après l'opération.

B..., vingt-six ans, vu par M. Rafin le 2 mars 1911.

Antécédents généraux. — Néant.

Antécédents spéciaux. — A été sondé une fois par le Dr Adenot il y a huit ans.

Affection actuelle. — A dix-huit ans, deux mois après une chute de bicyclette qui provoqua une douleur dans le rein droit, le malade urine du sang pendant un mois. Le sang venait nettement à la fin, l'urine du début étant à peu près limpide; il y avait un peu de douleur et les mictions étaient plus fréquentes. Puis le malade va bien pendant sept à huit ans, jusqu'en septembre 1910. A ce moment, sans aucune souffrance, nouvelle hématurie qui nécessite huit jours de lit absolu sans que le sang soit arrêté, et cela sans douleur, ni fréquence des mictions. Nouvelle hématurie il y a huit jours, peu abondante.

De temps en temps, depuis l'âge de dix-huit ans, quand il marchait, il éprouvait une douleur sourde dans les reins, dans l'angle costo-vertébral droit. La douleur s'irradie dans le flanc, l'aine et le testicule droits. Il a pu faire de très grandes marches au régiment sans douleur ; mais, actuellement, la marche réveille la douleur, qui n'est pas très intense.

Etat actuel. — Mictions : 1 la nuit, 6 le jour. Douleur

nulle. Urine louche, un peu d'albumine. Culot : surtout des hématies et quelques leucocytes granuleux plus nombreux que dans le sang.

Prostate = o. Testicule droit : un petit noyau appendu à la tête de l'épididyme.

Reins non perçus, non douloureux. Radiographie négative. Etat général bon.

10 avril 1911. — L'inoculation avec les urines totales est positive.

12 mai. — *Cathétérisme urétéral*. Les orifices urétéraux sont normaux. On cathétérise l'uretère gauche. La première prise donne de l'urine jaune ambré, limpide, avec peut-être les traces d'albumine. Dans le culot, nombreux cristaux d'acide urique et, par-ci par-là, un globule blanc. Double inoculation avec les quatrième et cinquième prises après 12 grammes d'écoulement.

24 juin. — Cette double inoculation est négative.

17 août. — Rentre pour se faire opérer. Mictions : 1 la nuit, 6 le jour. Douleur nulle. Plus d'hématurie depuis la première visite. Reins non perceptibles. Aurait eu quelques lancées à gauche. Etat général bon.

19 août. — *Intervention. Néphrectomie lombaire droite sous scapulaire*. On doit réséquer une côte pour arriver sur le rein, très haut situé. Pas de périnéphrite. En décapsulant le rein, une poche se vide d'un liquide louche qui ne paraît pas être du pus de cavernes tuberculeuses ordinaires. Cette poche vidée, on examine le rein et on ne trouve à sa surface aucune granulation. On fait une néphrotomie exploratrice. Au pôle inférieur, rien d'anormal, mais, au pôle supérieur, une caverne à parois non recouvertes de caséum.

Le bassinet est nettement, quoique modérément dilaté, et sur sa muqueuse, on voit un grand nombre de petits points granuleux qui sont probablement des tubercules, mais qui font penser à de petits kystes. L'uretère est peu augmenté de volume, non caséeux, mais ses parois sont rigides et sa cavité est béante après la coupe. La face externe du rein est irrégulière et, en deux points, on a une dépression cicatricielle. A la coupe, la cicatrice se prolonge peu profondément.

25 août. — Suites très simples. Pas de fièvre.

4 septembre. — Un peu de suppuration au niveau des fils.

23 septembre. — Exeat. Plaie en bon état. On conserve le drain. Plus de suppuration au niveau des fils.

Mictions : 1 la nuit, 4-5 le jour. Très amélioré par l'opération.

7 novembre. — Le drain a été enlevé le 3 octobre. Il persiste une plaie de 1 centimètre de long qui ne paraît pas profonde. Etat général bon. Poids : nu, 68 kilogrammes (65 avant l'opération). Urine limpide, sans albumine, ni culot. Inoculation négative. Mictions : 0-1 la nuit, 4 le jour. Douleur nulle.

Janvier 1912. — Plaie fermée vers le 10 décembre. Etat général bon. Urine limpide, sans albumine. Dans le culot, par-ci par-là un globule blanc. Le cobaye, inoculé ce jour-là, meurt le jour même.

13 mars. — Inoculation négative.

OBSERVATION 52 (n° 145).

Tuberculose rénale gauche à forme caverneuse. — Cathétérisme urétéral. — Néphrectomie lombaire gauche le 24 octobre 1911. — Guérison constatée 6 mois après l'opération.

H..., quarante-sept ans. Vu par M. Rafin le 22 août 1911.

Antécédents généraux. — A un frère tuberculeux. Rhumatisme chronique. Abcès de goutte au tendon d'Achille il y a sept ou huit ans. Dyspepsie il y a cinq ou six ans.

Antécédents spéciaux. — Blennorragie il y a dix-huit ans qui dura de six mois à un an. En mars 1910, point de côté dans la région rénale gauche, qui l'empêche de marcher. Pas d'albumine. Pas de cystite, ni d'orchite. Il met un topique, puis va bien.

Affection actuelle. — En août 1910, douleurs très violentes avec envies fréquentes d'uriner pendant huit jours. Depuis, il a persisté toujours une petite douleur au bout de la verge et du picotement dans le canal. Le moindre aliment épicé réveille un peu de douleur. Une crise est survenue quinze jours après la première et dure quinze jours. Le Dr Bouveyron a fait, il y a un mois, des instillations au nitrate d'argent, très douloureuses, puis au goménol.

Actuellement, souffre dans les reins, en arrière et à gauche, mais plus bas que le rein. La marche et la voiture augmentent la douleur. Celle-ci s'irradie vers le fond du canal et l'extrémité de la verge.

Mictions : 2 la nuit, 3 à 4 le jour. Actuellement, un peu douloureuses.

Urine fortement purulente, avec un peu d'albumine.

Dans le culot, nombreux globules de pus, dont quelques rares sont peu déformés. Très rares hématies. *Inoculation positive.*

Vessie. capacité : 3oo grammes.

Prostate = o. Testicule = o.

Reins non perçus, non douloureux.

Etat général bon. Tousse un peu l'hiver. Respiration un peu soufflante aux deux sommets (emphysème).

Cœur = o.

21 octobre 1911. — *Cathétérisme urétéral.* L'orifice urétéral droit a un aspect normal et cependant deux tentatives avec une sonde n° 6 et une autre plus petite échouent. La sonde ne peut franchir le méat urétéral. On se décide alors à cathétériser le gauche. La zone urétérale, de ce côté, est un peu rouge et l'orifice mal vu. La sonde pénètre de 1 ou 2 centimètres et est arrêtée. On la laisse en place et on recueille l'urine du rein droit par le tube du cystoscope, après avoir évacué la garniture vésicale restée limpide. Pendant toute la séance, il ne s'écoule rien du côté gauche, tandis qu'on recueille par le cystoscope une urine limpide, jaune ambré, qui contient de l'albumine en quan-

tité assez importante. Le culot de la première prise montre des globules rouges en quantité modérée et expliquant difficilement l'albumine, et à peine, par-ci par-là, un globule blanc. Inoculation avec la deuxième prise de 8 grammes après 8 grammes d'écoulement. Cette inoculation est négative.

24 octobre. — *Néphrectomie lombaire gauche.*

Le rein a un aspect lobulé. Les lobules correspondent à des cavernes. L'une d'elles s'ouvre pendant l'opération, laissant tomber dans la plaie un peu de matière caséeuse. Au pôle supérieur, cavernes à parois lisses et à contenu fluide et trouble, sans communication apparente avec le bassinet. A la partie moyenne, caverne ayant conservé la forme de la pyramide dont elle a pris la place. Au pôle inférieur, cavernes caséeuses. Sur la face extérieure du pôle inférieur, on voit des granulations confluentes. L'uretère est malade. La muqueuse du bassinet a un aspect légèrement piqueté, mais sans saillies.

25 octobre. — Pansement abondamment souillé par un liquide sanguinolent, mais peu de sang.

27 octobre. — Quarante-huit heures après l'opération, le malade a eu des coliques violentes et un peu de température. Celle-ci est en décroissance lente. On enlève les mèches souillées de sang et on en remet d'autres moins profondes.

Le malade ne se plaint pas de son état vésical.

30 octobre. — Le malade a toujours de la température. L'état général n'est cependant pas mauvais. Mais il souffre localement à la partie inférieure de la plaie, où il y a un peu de gonflement.

On écarte, en bas, les lèvres de la plaie et on trouve 1 ou 2 grammes de pus. Par prudence, on enlève deux fils de catgut et on écarte les parties profondes de la plaie, où on ne trouve rien. Mèches et pansement.

31 octobre. — L'urine n'est pas absolument limpide. Un peu d'albumine.

1ᵉʳ novembre. — Urine presque limpide. Un peu d'albumine (15 centigrammes).

Culot : quelques globules rouges et à peu près pas de globules blancs.

3 novembre. — La température descend très peu. L'état général reste cependant bon.

11 novembre. — Suppression du drain et badigeonnage de la plaie au nitrate d'argent.

17 novembre. — Le malade a toujours de la température le soir. Il se plaint depuis cette nuit d'une douleur dans la fosse iliaque gauche. La palpation ne révèle rien. L'état général reste bon.

20 novembre. — L'urine est limpide, sans albumine.

Dans le culot, quelques globules blancs, très peu nombreux; pas de globules rouges.

15 décembre. — Presque plus de fièvre. La plaie bourgeonne.

Avril 1912. — Inoculation négative.

Juillet. — Va très bien. La plaie est incomplètement cicatrisée. L'urine est limpide.

CONCLUSIONS

I. — L'évolution de la tuberculose rénale non opérée est d'une durée variable ; si l'on observe des cas indiscutables de longévité chez quelques sujets qui en sont atteints, la durée moyenne varie entre 3 et 7 ans après la constatation du premier symptôme de la maladie.

II. — La survie est plus considérable chez les femmes, où elle atteint en moyenne 5 ans, que chez les hommes, où elle n'atteint que 4 ans environ.

III. — La coexistence d'infections urinaires secondaires en abrège la durée.

IV. — Parmi les tuberculeux rénaux non opérés dont nous avons pu consulter les observations, 55,3 pour 100 sont déjà morts, 44,7 pour 100 survivent; seulement 16,5 pour 100 jouissent d'un assez bon état général compatible avec leur travail. Pour les autres, la maladie évolue.

V. — La guérison spontanée de la tuberculose rénale entendue au sens de guérison réelle, avec conservation de l'organe, n'est prouvée ni par des faits anatomiques indiscutables, ni par des examens cliniques à l'abri de tout reproche; par contre, la guérison clinique par la destruction et l'exclusion spontanée de l'organe est parfaitement admissible. Il n'est, du reste, pas sans danger de laisser à elle-même l'évolution de la tuberculose rénale. Les statistiques comparées des bilatéraux trouvés en clinique et à l'autopsie montrent une évolution constante de l'unilatéralité vers la bilatéralité.

VI. — La mort, dans la tuberculose rénale non opérée, est due, dans 94 pour 100 des cas, à la tuberculose : soit à la tuberculose rénale proprement dite et à l'insuffisance de la dépuration urinaire qui en résulte, soit à la tuberculose d'autres organes.

VII. — Le traitement spécifique de la tuberculose rénale par les tuberculines, sérums ou corps immunisants n'a pas donné les résultats qu'on en attendait. Rares ou même inexistantes sont les observations dont la rigueur satisfait l'esprit et sur lesquelles on peut se baser pour attribuer à ce traitement une vertu véritablement curative.

VII. — Les résultats de la néphrectomie sont variables suivant les auteurs. Un coup d'œil d'ensemble sur la statistique de M. Rafin donne les résultats suivants :

Mortalité opératoire proprement dite, c'est-à-dire morts dues indiscutablement à l'acte opératoire : 4,2 pour 100.

Mortalité dans les six premiers mois, non compris la mortalité opératoire proprement dite : 7,3 pour 100.

Mortalité éloignée, c'est-à-dire morts survenues plus de six mois après l'opération : 16,4 pour 100.

Le bilan opératoire se décompose :

Opérés : 165

Morts . . . . 46 (y compris 4 malades décédés après guérison de leur affection urinaire.

Complètement guéris 52

Améliorés 67

IX. — De l'étude de la mortalité, il résulte que parmi les néphrectomisés, 70 à 80 pour 100, suivant les auteurs, sont encore vivants. En particulier, dans la statistique de M. Rafin, le nombre des survivants est de 72 pour 100. Parmi ces malades, les uns, la moitié environ, c'est-à-dire 40 pour 100, peuvent être considérés comme complètement guéris. Les autres sont améliorés au point de vue subjectif, mais la présence de pus et de bacilles dans l'urine ne permet pas de les compter comme guéris : il est d'ailleurs probable que, pour un bon nombre, ces éléments anormaux proviennent de lésions de l'uretère, de la vessie ou de la prostate, qui n'ont pas encore rétrocédé, de sorte qu'il est vraisemblable qu'après la rétrocession de ces lésions, le nombre des cas démontrés unilatéraux augmentera.

X. — Le danger d'envahissement du second rein après la néphrectomie est négligeable et ne doit pas

arrêter. On peut évaluer, avec Israël, à 1,6 pour 100
la proportion des malades dont le second rein devient
tuberculeux après l'opération. Toutefois, l'étude de
cette question est encore incomplète et devra être
poursuivie par l'examen ultérieur et prolongé des
opérés.

XI. — L'influence de la néphrectomie sur la vessie
est marquée par une sédation rapide des symptômes
vésicaux : douleur, pollakiurie, et par une augmentation correspondante de la capacité vésicale. Cette
sédation se produit dans 75 pour 100 des cas.

BIBLIOGRAPHIE

ALBARRAN, Lésions du rein opposé dans la tuberculose rénale unilatérale *(Ann. Guyon*, 1908, p. 80).

— *Congrès de chirurgie*, 1895, p. 536.

ALBARRAN, BRAUN, HEITZ-BOYER, *XIV° Congrès de l'Association française d'urologie*, 1910.

ASSAKURA, *Congrès allemand d'urologie*, 1912.

BÉRARD et PATEL, *Province médicale*, janvier 1910.

BERNARD (Léon) et SALOMON, *Société de biologie*, 2 novembre 1905.

— *Journal de physiologie et pathologie générales*, 1905 et 1907.

— *Archives de médecine expérimentale et d'anatomie pathologique*, novembre 1905.

BERNARD (Léon) et HEITZ-BOYER. *Rapport au Congrès de l'Association française d'urologie*, octobre 1912.

BIRNBAUM, *Centralbl. f. Gynec.*, 1907, p. 1174.

BLUM, *Zeit. f. Ur.*, 1909, p. 238.

— *Berl. klin. Woch.*, 1908, n° 10.

BŒCKEL, Thèse de Nancy, juillet 1912.

— *Congrès d'urologie de Vienne*, septembre 1911.

BRIN, *Congrès français d'urologie*, 1911.

BRISSET, Thèse de Paris, 1911.

BRONGERSMA, ALBARRAN, CARLIER, *Congrès international d'urologie*, 1908.

CARLIER, *Recueil de Mém. d'urol.*, Paris, Masson et Cie, juillet 1911.

CASPER, *VIII° Congrès de l'Association française d'urologie.*

Castaigne, *Le Journal médical français*, 15 octobre 1910.

— *Journal des Praticiens*, 1911.

— *Presse médicale*, 20 janvier 1912.

Cathelin, *XVe Session de l'Association française d'urologie*, 1911.

Cayla, Thèse de Paris, 1882.

Chevassu, *Congrès d'urologie*, 1911, p. 557.

— *Presse médicale*, mars 1912.

— *Société de chirurgie*, mars 1912.

De Keermaecker, *Annales de la Société médicale d'Anvers*, mars 1906.

Delbet, *Congrès d'urologie*, 1903 et 1905.

— *Association française d'urologie*, 1907.

Deschamp, *Annales de Guyon*, 1907, p. 589.

Desnos, *Congrès français d'urologie*, 1911.

— *Congrès d'urologie*, 1906.

— *In* thèse de Freze, Paris, 1911.

Du Pasquier, Thèse de Paris, 1894.

Durand-Fardel, Thèse de Paris, 1886.

Fritch, *Congrès allemand d'urologie*, 1911.

Gérard, Thèse de Lille, 1909.

Guillaud, Thèse de Lyon, 1890.

Guillon, Thèse de Paris, 1911.

Hallé, *VIIe Congrès d'urologie*, 1903.

Hallé et Albarran, *Congrès d'urologie*, 1903.

Heitz-Boyer, *Congrès français d'urologie*, 1909 et 1910.

— *Société Anatom.*, 11 mars 1910, juin 1911.

— *Journal d'urologie*, 15 janvier 1912, octobre 1912.

Israël, *Rapport au Congrès allemand d'urologie*, 1911.

— *Fol. urol.*, 1907.

Kapsammer, *Nierendiagnostic und Nierenchirurgie*, 1907.

Karo, *Mediz. klin. Woch.*, 1910, n° 15.

Krœmer, *Zeit. f. Ur.*, 1909, p. 942.

Kummel, *Deutsch. med. Wooch.*, 1910.

Laroche, Thèse de Bordeaux, 1826.

Leclerc-Dandoy, *Bulletin de la Société royale des sciences médicales de Bruxelles*, juillet 1910.

— *Revue clinique d'urologie*, janvier 1912.

Lee (Roger), *Boston med. and surg. Journ.*, 7 novembre 1908.

Leedam Green, *Zeit. f. Urol.*, 1909, p. 381.

Le Fur, *Congrès d'urologie*, 1904.

Legueu, *V° Congrès français d'urologie*, 1901.

— *Rec. des Mém. d'urologie*, juillet 1911.

— *Revue de chirurgie*, 1909.

Legueu et Chevassu, *Rapport au Congrès international de la tuberculose*, Rome, avril 1912.

Lenhartz, Ass. des méd. et nat. all. *(Wien. klin. Woch.*, 1907, p. 1766).

Lorenzo, Thèse de Paris, 1902.

Marc, Thèse de Lyon, 1910.

Mantoux, *Presse médicale*, 21 septembre 1910.

Marion, *Journal d'urologie*, 15 janvier 1912.

— *Leçons cliniques*, 1912, p. 56.

Maugeais, Thèse de Paris, 1908.

Michon, *IV° Congrès de l'Association française d'urologie*.

Pagès, Thèse de Lyon, 1909.

Palet, Thèse de Lyon, 1893.

Pardoe, *Brit. med. Journ.*, 7 mai 1908.

Pasteau, *Congrès d'urologie*, 1907.

Péchère, *Société des sciences naturelles de Bruxelles*, 1903.

— *Congrès international d'urologie*, 1908.

Piélicke, *II° Congrès allemand d'urologie*, 1909, p. 326.

Pousson, *Congrès international de médecine*, 1900, p. 124.

— *XVI° Congrès international de médecine*.

— *Congrès international d'urologie*, 1908, p. 677.

Rafin, La néphrectomie dans la tuberculose rénale *(Lyon médical*, 1905).

— *Association française d'urologie*, 1906.

— *Association française d'urologie*, 1908.

— *Congrès international d'urologie*, 1908.

— Mortalité opératoire de la néphrectomie *(Lyon médical*, 1908).

— *Avenir des néphrectomisés*, 1909.

— *Association française d'urologie*, 1909.

— Durée de l'évolution de la tuberculose rénale non opérée *(Journal d'urologie*, septembre 1912).

Reynaud, Thèse de Lyon, 1906.

Rochet, *Congrès d'urologie*, 1910, p. 448.

Rochet, *Annales de Guyon*, 1911.

— *In* thèse de Landret, Lyon, 1910.

Rochet et Thevenot, *Lyon chirurgical*, mai 1912.

Rörig, *Cent. f. d. K. d. H.*, 1901, p. 237.

Rosenfeld, *Zeit. Chir.*, 1904, n° 33, p. 1054.

Tuffier, *Archives générales de médecine*, 1892.

— *Annales de Guyon*, 1893, p. 497.

Vignard et Thevenot, La tuberculose rénale chez les enfants
    (*Journal d'urologie*, 1911).

Vigneron, Thèse de Paris, 1892.

Wildbolz, *Berl. klin. Woch.*, n° 22, n° 26.

— *Studie uber die Wiederstand.....fol. Urol.*, 1912.

— *Congrès allemand d'urologie*, 1911.

Zuckerkandl, *Congrès international d'urologie*, 1908.

TABLE DES MATIÈRES